JN071858

薬剤師になるには

井手口直子　編著

なるにはBOOKS 58

ぺりかん社

薬剤師をめざすみなさんへ

こんにちは！　今この本を手に取ったあなたは、もう薬剤師へ向かうキャリアのスタートラインに立っています。

この30〜40年間、薬剤師ほどその職域が広がり、職能が高まった医療関連職種はないでしょう。そして医療に留まらず、薬剤師は国民の健康の向上と病気の予防にダイレクトに貢献ができる魅力的な専門職です。本書では、薬剤師の歴史、実際の仕事内容、勉強内容などを具体的に紹介しています。薬剤師は医師や歯科医師と同じく、大学の課程で6年間学び、国家試験に合格する必要があります。大学での学びは決して楽ではありませんが、卒業後に薬剤師として働く時に役立つ、きわめて実践的なカリキュラムが用意されています。基礎的な化学、生物、物理に始まり、生理学、薬理学、薬物治療学など専門的な内容を深め、さらにコミュニケーション、倫理、医療経済など多岐にわたります。

ここまで読んで、あなたは「私は薬剤師に向いているかな？」と思ったりしていませんか？　薬剤師になるにはどのような人が向いているのでしょうか？

薬剤師免許が必要な職場は病院や薬局など医療現場です。そこで薬剤師に求められるのは〝患者の薬物療法の質の向上〟です。治療に取り組む患者一人ひとりの病態を把握し、最適な薬物療法とケアを医師や多職種と考え、提案し、実施します。そして患者の薬物療法へのさまざまな不安や迷いなども把握し、解消するためのコミュニケーション力も必要とされます。薬物療法実施による効果や、副作用の発現を早期に発見できるように、患者に寄り添っていく姿勢も大切です。

医療もチームで取り組む時代。専門家として、患者だけでなく医師や多職種に信頼されることもたいへん重要です。「この人なら」と思ってもらえるようなプロフェッショナルとしてのコミュニケーション力をみがきましょう。そしてもちろん、ほかのどの職業よりも薬についてくわしく知っている必要があります。いわば「サイエンティスト（科学者）の知性」と「ヒューマニスト（人間を大事にする）の人間性」を必要とされるのが、薬剤師なのです。

「え、そんなの自分にはムリ！」と思ったりしていませんか？　だいじょうぶです！　6年間の薬学教育の中には、みなさんがキャリアをきちんとイメージでき、自信がつき、前向きな意欲が継続できるような内容がしっかりと盛り込まれています。大学で学ぶうちに、漠然としていたキャリアの方向性もはっきりとし、卒業後どのような職場で働くかの具体的な希望をもつようになるでしょう。

この本が、あなたの輝くキャリアの第一歩を踏み出すきっかけとなれば望外の喜びです。

薬剤師になるには　目次

［3章］

なるにはコース

※本書に登場する方々の所属等は、取材時のものです。

［装幀］図工室 ［カバーイラスト］和田治男 ［本文写真］井手口直子

「なるにはBOOKS」を手に取ってくれたあなたへ

「働く」って、どういうことでしょうか？

「毎日、会社に行くこと」「お金を稼ぐこと」「生活のために我慢すること」。

どれも正解です。でも、それだけでしょうか？「なるにはＢＯＯＫＳ」は、みなさんに「働く」ことの魅力を伝えるために１９７１年から刊行している職業紹介ガイドブックです。

各巻は３章で構成されています。

【1章】ドキュメント 今、この職業に就いている先輩が登場して、仕事にかける熱意や誇り、苦労したこと、楽しかったこと、自分の成長につながったエピソードなどを本音で語ります。

【2章】仕事の世界 職業の成り立ちや社会での役割、必要な資格や技術、将来性などを紹介します。

【3章】なるにはコース なり方を具体的に解説します。適性や心構え、資格の取り方、進学先などを参考に、これからの自分の進路と照らし合わせてみてください。

この本を読み終わった時、あなたのこの職業へのイメージが変わっているかもしれません。

「やる気が湧いてきた」「自分には無理そうだ」「ほかの仕事についても調べてみよう」。

どの道を選ぶのも、あなたしだいです。「なるにはＢＯＯＫＳ」が、あなたの将来を照らす水先案内になることを祈っています。

1章

ドキュメント

国民の健康を守る薬の専門家！

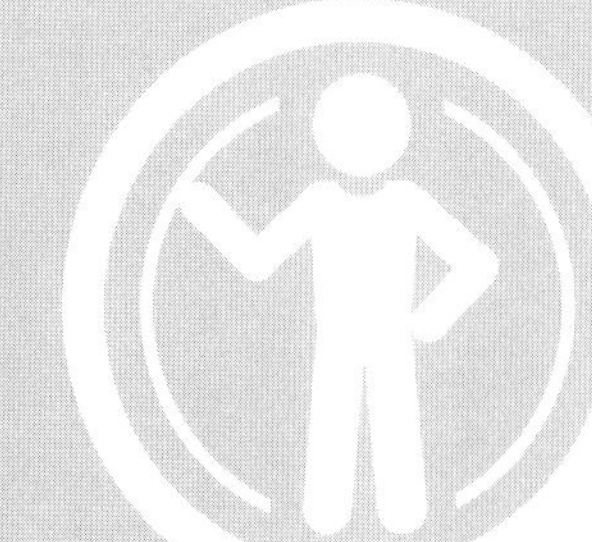

ドキュメント 1 薬局で働く薬剤師

かかりつけ薬剤師として患者の健康をフォロー

ミアヘルサ株式会社
日生薬局三宿店
峯岸祐有さん

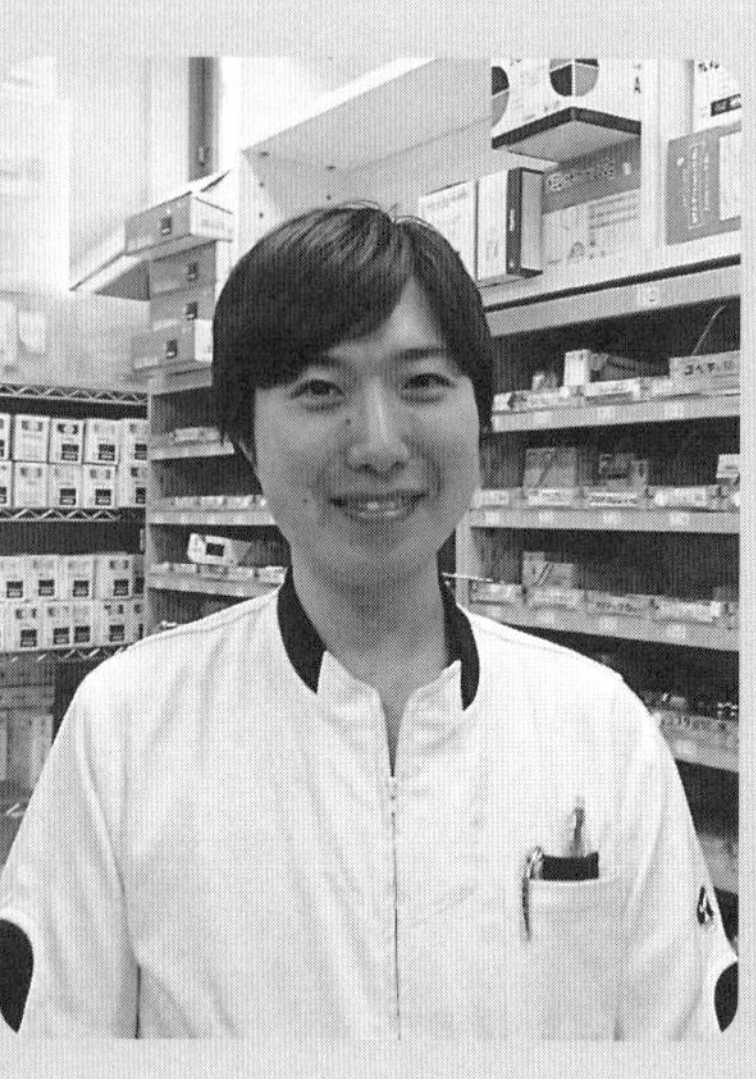

峯岸さんの歩んだ道のり

高校時代に好きだった化学がきっかけで大学の薬学部を志望。2014年3月に卒業後は、日本生科学研究所（現在のミアヘルサ）に入社。2015年夏に日生薬局大井町店、翌年に飯田橋店に勤務。その後、管理薬剤師として2017年春まで天現寺店、同年夏から三宿店に勤務。現在は東京都港区・渋谷区などと神奈川県内を含んだエリア長を担う。

地域医療の担い手に魅力を感じて

「化学が好きで、それを活かせる進路を希望していました。薬学部が6年制課程になったころでもあり、長く学問できる学生生活を送れることも魅力でした。6年制になるにあたり、『チーム医療・地域医療のなかで薬物治療の専門家として活躍できる医療の担い手』という薬剤師の立場がはっきり医療従事者として認められたと知りました。社会のなかでの立場が確立されていると感じ、やりがいがあっておもしろそうな仕事だなと思ったのが、薬学部に進むきっかけでした」

そう語る峯岸祐有さんは、２０１４年に薬学部を卒業後、薬剤師国家試験に合格。そののち、現在まで都内にある保険薬局の薬剤師として仕事をしている。

大学時代でいちばん大変だったのが「勉強だった」とふり返る。大学6年の時は、大学図書館で朝10時から夜、大学が閉まるまでずっと勉強をしていたという。友だちといっしょにやることで、途中に息抜きをしながら勉強に取り組めた。そのおかげで、合格率が低かった第98回の薬剤師国家試験を無事に合格することができたと語る。

就職して薬局で働く

２０１４年4月、日本生科学研究所（現在のミアヘルサ）に入社後は、日生薬局大井町店に配属された。無菌調剤室があり在宅業務（薬剤師が患者宅に薬を届け管理などを行うこと）が主で、1日１００枚くらいの処方箋を調剤している店舗だ。薬剤師として実際に現場に出て在宅業務を行うようになってから、あらためて学生時代に学んだことが活かされていると実感している。

「学生時代、いちばん思い出に残っているのは看護学科・理学療法学科・作業療法学科との合同授業ですね。いっしょに患者のケアを考えるロールプレーの授業で、学科ごとの視点の違いや、問題解決へのアプローチの仕方が異なり、薬剤師になった時の他職種との連携の必要性をもっとも感じた授業でした。薬剤師となって在宅業務にたずさわっていると、医師、看護師など他職種の方々とかかわることが多いのです。学生時代のあの授業のおかげで、実際の現場で他職種の方々とスムーズにコミュニケーションを取ることができているので、しっかりと学ぶことができてほんとうに良かったです」

管理薬剤師へステップアップ

2015年夏には、飯田橋店に配属となった。東京逓信病院の門前薬局（病院のすぐ近くにある保険薬局のこと）で1日200枚以上の処方箋が持ち込まれる忙しい店舗だった。東京逓信病院の皮膚科にはアトピー性皮膚炎治療のスペシャリストである医師が在籍している。その医師から直接、アトピー性皮膚炎治療についてステロイド外用剤や保湿剤などの塗り方を含め講義を受ける機会もあった。そのおかげで、今では皮膚科領域に強くなったと語る。

翌年配属になったのが天現寺店だった。いちばん大きく成長できたといえるのが、この飯田橋店から天現寺店への異動だったとふり返る。

「天現寺店へは管理薬剤師（薬局1店舗ごとに配置が義務づけられている薬局の管理責任者）としての異動でした。自分に店舗を任せてもらってほんとうにだいじょうぶなのかと、とても不安でした。それまで所属していた飯田橋店の管理薬剤師に相談し、『峯岸くんのスキルだったらできるからだいじょうぶだよ』とはげましてもらったのを覚えています。また、その時に大学の恩師からもらった言葉が自分の心を決める最後の一押しになりました」

　恩師からもらった言葉とは「身の丈にあった仕事をするよりも、ちょっと背伸びをして届くか届かないかくらいの仕事を任されたほうが成長につながる」という激励だった。その言葉によって峯岸さんは「よし挑戦してみよう！」と決意し、天現寺店で管理者として

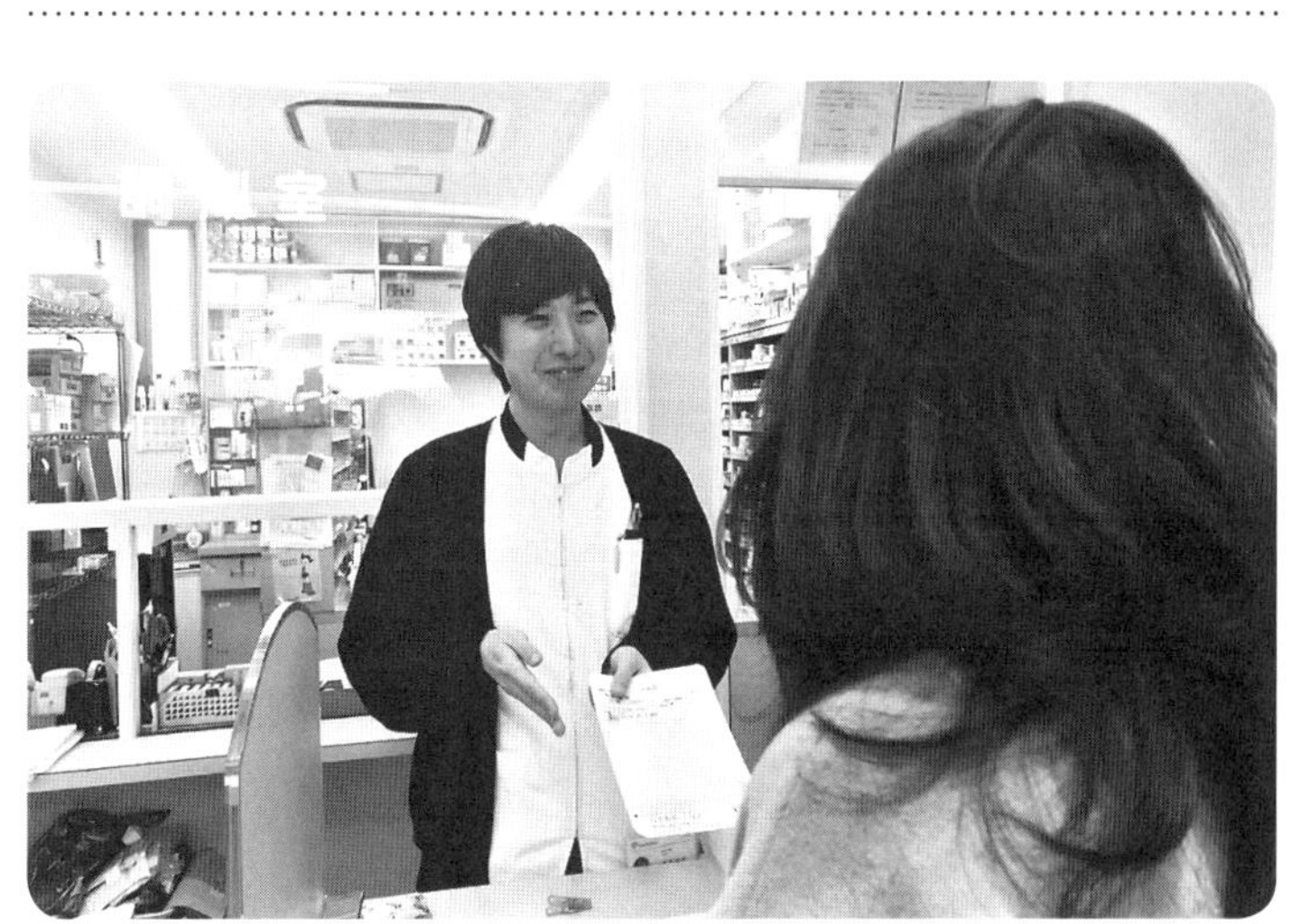

患者に処方薬を説明

の一歩を踏み出した。

薬局の管理責任者としての仕事

天現寺店は広尾病院の門前にある保険薬局で、近くの日本赤十字社の高齢者施設への在宅訪問業務もあり、処方箋は週50～60枚ほど受けていた。施設をのぞくと1日約30枚の処方箋を応需する店舗だった。

峯岸さんが管理者になって苦労したのは、薬局スタッフの勤務調整だった。妊娠中のスタッフが体調不良となったり、子育てをしているスタッフのお子さんが体調を崩すなど、急にスタッフが薬局に出勤できないこともある。そういった時には少ない人数で業務を執り行い、場合によっては近くの店舗から人手を回してもらうなどしている。急な事態となっても連携がうまくいくのは、他店舗のスタッフとも日頃から円滑なコミュニケーションを図れている証だろう。

店舗の異動に関して、峯岸さんは「会社が自分の成長を考えてくれて、良いタイミングで辞令を出してくれています」と話す。管理薬剤師として奮闘しながら、新たな成長として現在の三宿店へと異動し、さらにはエリア長へとステップアップしていった。

日生薬局は関東に多数店舗を展開し、八つのエリアに分かれて管理されている。エリア長は8人おり、1エリア5～6店舗を見ている。峯岸さんの担当エリアは三宿店、渋谷店、御成門店、三田店、住吉店、元町店の計6店舗で、さらに神奈川までと広範囲に及ぶ。

「将来の目標は課長です。今はエリア長なので、企業のなかでの純粋なステップアップが課長という職務かなと。エリア長の仕事がまだまだできていないので、課長はもっと先の目標ではありますが……」

この言葉から、進路を決める時からあった峯岸さんの想いがうかがえる。

企業のなかでキャリアアップをめざす

峯岸さんに保険薬局の薬剤師になろうと思ったきっかけを聞いた。

企業のなかでしっかりとキャリアを築きたくて、はじめは製薬会社のMR（医薬情報担当者）を志望していたそうだ。しかし就職活動をするなか、面接がうまくいかず時間だけが経過し、国家試験の勉強も本腰を入れて取り組まなければいけない時期にもなり、MRの就職活動を続けることができなくなった。そして、就職先を決めることができないまま国家試験を受けた。

峯岸さんが受けた第98回の国家試験は合格率が低かったため、薬局や病院の内定者が国家試験に合格することができず、就職先に多くの空きが出た時だった。国家試験を終えた後、峯岸さんは自己採点で合格できることが判断できたので、受験後に自分の進路をゆっくり考えることができた。

学生時代に病院と保険薬局の両方の実務実

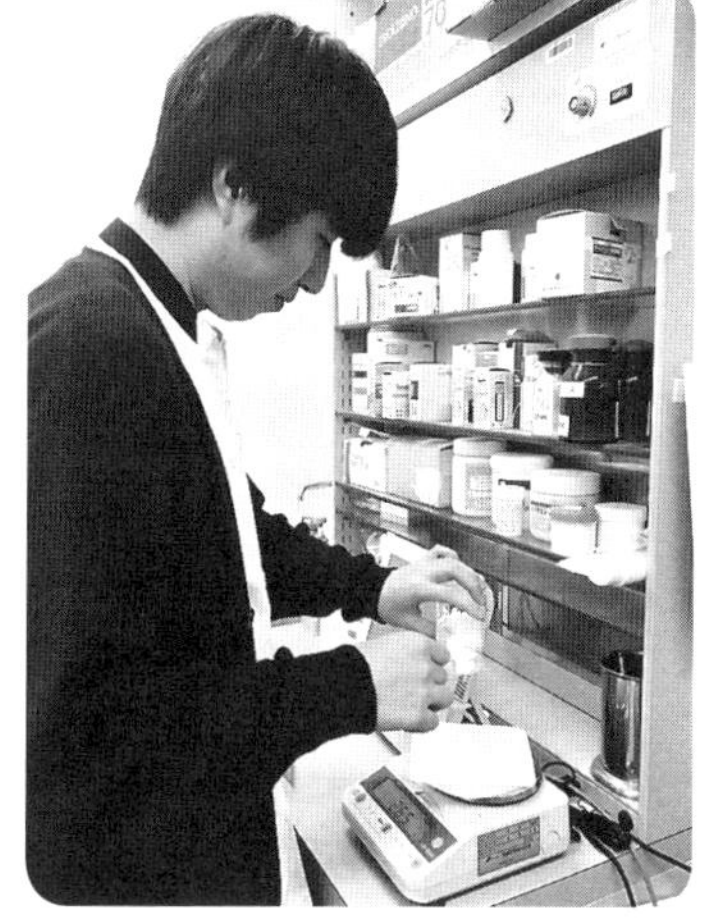

粉薬の調剤も

習も経験し、保険薬局のほうがいろいろな患者とコミュニケーションが取れると考え、保険薬局に絞り就職活動を開始した。学生時代の実習先である個人経営の薬局からもスカウトされていたが、いろいろな処方箋を見て勉強をしたかったことと、企業や組織のなかでのキャリアアップをめざしていたこともあり、現在のミアヘルサへの就職を決めた。規模の大きい企業であり、大学病院の近くに薬局を構えているところに魅力を感じたのだ。

多忙ななかで峯岸さんは自己研鑽や地域活動にも積極的に取り組んでいる。勤務する会社では、漢方やコミュニケーション、かかりつけ薬剤師や管理者のためのものなど多様な研修を開催しているので、自由参加ではあるが、必ず出席するようにしているそうだ。

目黒区の地域包括支援センターで、ジェネリック医薬品についての講義を区民の方に向けて行ったり、近隣の施設でショートステーの高齢者に「手洗いの仕方、感染予防」や、「目薬の使い方」などを話すなど地域活動も行っている。

仕事に、自己研鑽にと日々多忙ななか、趣味の時間も楽しんでいるそう。趣味は旅行で、学生時代から京都や北海道など日本国内を友人といっしょに旅をして回っている。管理者になってからは24時間患者からの電話対応を受けているので、電話が繋がる国内旅行ならば、仕事に支障をきたすことなく趣味の時間もしっかり楽しめるということだ。

かかりつけ薬剤師としてニーズに応える

２０１６年度の調剤報酬改定で「かかりつけ薬剤師制度」が新設された。

かかりつけ薬剤師とは、薬による治療のこと、健康や介護に関することなどに豊富な知識と経験をもち、患者や生活者のニーズに沿った相談に応じることができる薬剤師のことをいう。

この制度は担当薬剤師（かかりつけ薬剤

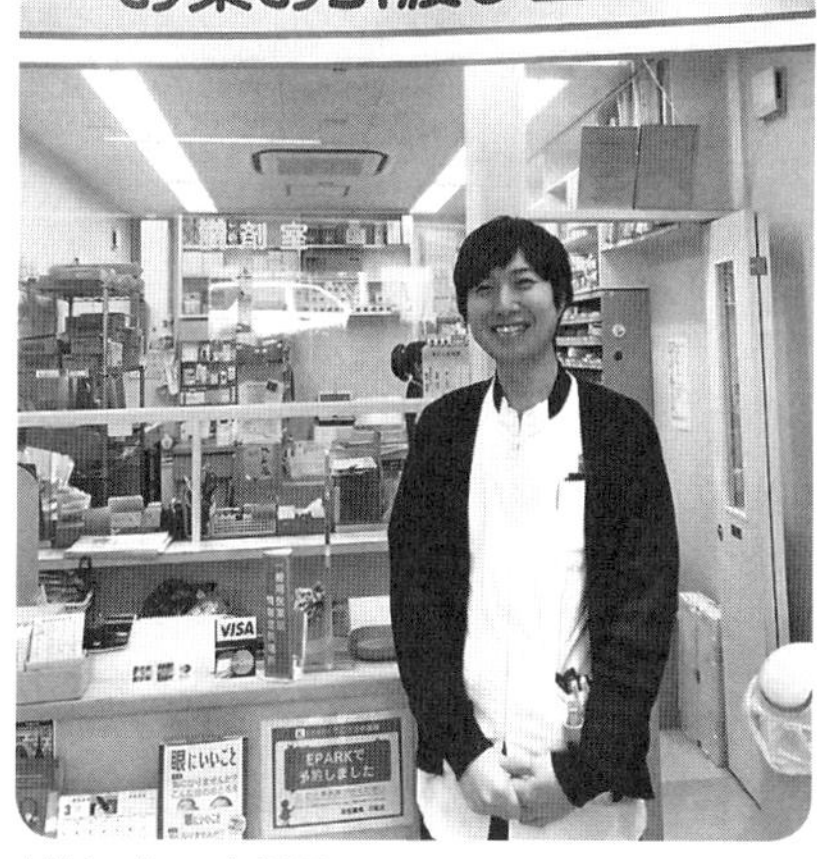

店舗内の窓口で患者を迎える

師）が、ほかの医療機関や薬局で受け取った薬や市販薬、健康食品やサプリメントなどをまとめて把握するというもの。重複した薬が出ていないか、薬同士の相互作用が出ていないかなど薬の服用にさいして注意点などのアドバイスを行ったり、残薬の整理、休日や夜間など薬局の開局時間外も電話での薬の使い方や副作用など、薬に関する相談に応じている。

介護の不安や心配ごとも、薬剤師が話をうかがい、薬と健康に関する幅広い知識をもとに解決策を提案する。

かかりつけ薬剤師は、患者自身が選択するものであり、患者は薬局で簡単な手続きを行うことでかかりつけ薬剤師のサポートが開始される。

峯岸さんも三宿店において、多くの患者の

「かかりつけ薬剤師」としてサポートを行っている。

「患者さんから信頼してもらい、かかりつけ薬剤師として選んでもらえることは、うれしい反面すごく責任を感じます。かかりつけ薬剤師としてかかわっている患者さんにおいては、さらにその方の背景をくわしく把握できます。治療における問題点を見つけて改善策を提案することができ、今までよりもより踏み込んだ対応やケアができるようになりました」と、にこやかに語る。

患者から話を聞き取り体調を把握

峯岸さんは現在、東京大学薬学部の教授との共同研究も行っている。

この研究は、日生薬局全店舗から生じるヒヤリハットやプレアボイド事例を収集し、そのなかからピックアップされたものについて分析を行い、医療安全対策のいっそうの推進を図るというもの。

ヒヤリハットとは保険薬局で発見される薬の調剤ミスなどのことだ。

プレアボイドとは、薬剤師が薬物療法に直接かかわったことで、薬物療法の安全を守ることができた事例や経済的に貢献できた事例のこと。薬剤師は、薬学管理指導やケアなどその専門性を実践することにより、副作用や相互作用、治療効果不十分など患者の不利益を回避したり、早期に発見することで大事に至らないようにすることができる。これらの情報を集積し解析することで医療の質の向上や医療経済の適正化への貢献をめざすことができる。

精神科の薬による血圧上昇の副作用が発

現し中止となったプレアボイド事例について話してくれた。

「以前から高血圧症により内科で処方されている降圧剤を飲んでいた患者さんが、精神科に通院を始めて新たな薬が開始されました。そのころから最近血圧が高いと訴えるようになったのです。本人は食事の影響によるものだろうと話していましたが、担当していた薬剤師は精神科の薬が開始されてから血圧が上がり始めているのではないかと考えました。『血圧が高くなっている』と話していたので、自宅で測定している血圧を聞き取ったり、薬局で計測してもらって記録を残したりしていました。血圧が上がってきたタイミングと精神科の薬の開始・増量のタイミングが合っているようなので、精神科の処方医に報告して、その薬を中止にしました。後日このプレアボイド事例の解析を行い、記録していた血圧のデータを経時的に表してみた結果、やはり開始の時と増量のタイミングで血圧がはっきりと上昇していたのがわかりました。この事例から、その薬が処方された場合は、薬局でしっかり血圧をモニタリングして患者さんの状態を観察していき、そこで得られた情報を医師にフィードバックしていく体制をとるようにしました」

峯岸さんは薬剤師として服薬指導や薬歴管理を行うだけにとどまらず、副作用の未然回避や重篤化回避など薬学的患者ケアも行っている。薬物療法の最適化を図り、薬剤師みずから患者のＱＯＬ（Quality of Life：生活の質）の向上に貢献しているのだ。

勉強会など研鑽にはげむ日々

峯岸さんは毎週月曜から金曜までの週5日勤務で、土日が休みというワークスタイルである。現在はエリア長なので、土曜日にはほかの店舗で人員が少ない場合は出勤することもあり、その場合は平日に代休を取っている。

都内にある本社でエリア長の会議が月1回業務終了後に行われ、会議の翌日に自身のエリア内の店舗に会議の内容を報告伝達している。

月に1回は会社で勉強会が開催される。そのほかに目黒区薬剤師会や三宿病院で開催される勉強会に参加し日々研鑽にはげんでいる。

峯岸さんの1日を追ってみよう。現在峯岸さんは独身で実家暮らしである。

8時20分　店舗に到着。開店準備を行う。

8時30分　業務開始。処方箋調剤・外来業務のほか、午前中は翌日来る予定の患者の医薬品を発注するなど業務を行う。エリア長としてほかの店舗からの電話での相談も対応する。朝一番で届く他店舗からの連絡はスタッフの欠員に関する内容が多いという。クレームや調剤過誤の報告や相談なども随時連絡が来る。発生したら早急の対応を検討している。

11時～15時　交代で昼休みを1時間とる。午後はかかりつけ薬剤師の業務が多い。

17時30分　業務終了。残業があっても18時30分には終わる。

帰宅後は、お風呂に入った後テレビを見ながら晩酌。飼っている犬と散歩に行ったりいっしょに遊んだり。

「かつて薬局の業務は薬を正しく調剤し説明

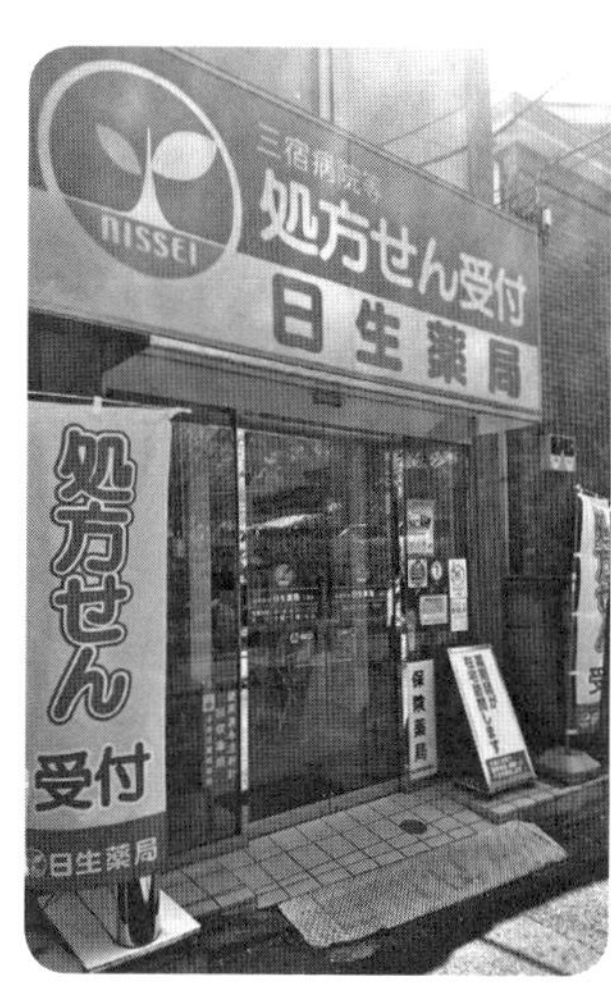

地域の医療をささえる日生薬局三宿店

して渡すという『対物業務』が中心でした。けれど現在は薬を飲んだ後に効き目や副作用をフォローしていく『対人業務』がより重要視されるようになりました。薬剤師をとりまく環境は大きく変革する時期にあります。患者さんが薬を服用した後のフォローは、患者さんの生活リズムや環境を理解していることが必要ですし、そのフォローが継続的に行われていくことが求められます。薬剤師の仕事は、病院の医師よりも患者さんに近い位置でより密にこういったことができる、それがいちばんの魅力だと感じています」

峰岸さんからの、薬剤師をめざす後輩に向けてのメッセージだ。

医師や看護師、多職種医療チームの一員として

日本医科大学多摩永山病院薬剤部
大窪しおりさん

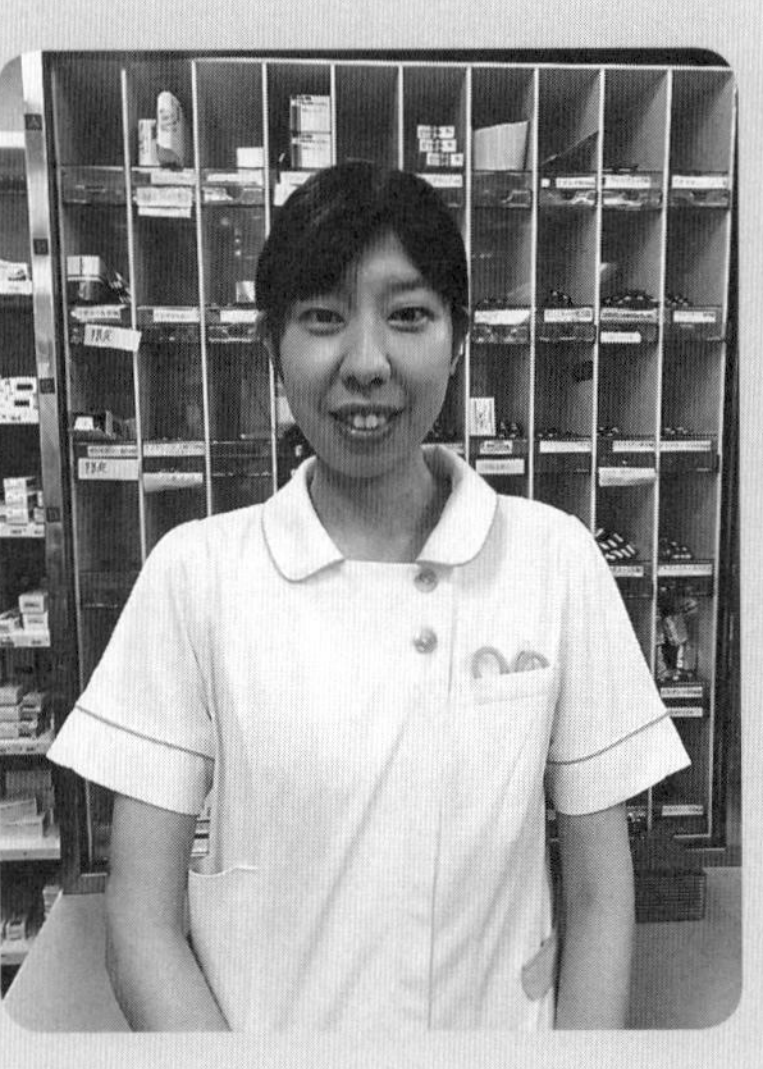

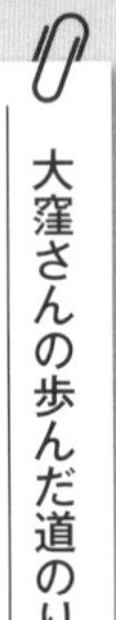

大窪さんの歩んだ道のり

小さいころ、薬のおかげで弱かった皮膚が良くなっていくことを実感。薬を通して医療にかかわりたいと薬剤師を志望。２０１７年３月に東京都内にある大学の薬学部を卒業し、同年４月より日本医科大学多摩永山病院の病院薬剤師として働く。病院内では脳神経外科、小児科、女性診療科、内科病棟を経験。小児科病棟での服薬指導も行う。現在は外科病棟に勤務。

高度医療を担う病院で

　東京の多摩八王子地区の医療を担う基幹病院である日本医科大学多摩永山病院は京王線、小田急線が通る永山駅から徒歩３分という好立地に建つ。２０１５年に「東京都がん診療連携拠点病院」に指定され、高度ながん医療や緩和ケアの提供を行っている。また救命救急センターも備え24時間体制で重症患者を受け入れている。

　大窪さんは大学の薬学部を卒業後、多摩永山病院の薬剤部で病院薬剤師として働いている。

「私は幼いころから皮膚が弱くて、毎日薬を使っていました。その薬で自分の症状がよくなっていくことを経験し、薬に興味をもちました。薬剤師をめざしたのは、薬を通して医療にかかわりたいと思ったからです。日本の将来を考えると超高齢社会で、薬はますます必要になってくると思いました。そういう時代のなかで薬の大切さを伝えていくことが必要だと感じ、また、新しい薬も出てくるので、常に勉強しながら働いていける職業であると実感しています」

　自身の経験を通して薬学の世界に興味をもち、医療の世界に入った大窪さんは、現在薬剤師２年目となる。

「薬のことをもっと知りたいと思って薬学部に入りました。薬の特徴は一つずつ異なり、とても多様なので、どういうふうに作用していくのかなど、覚えることがたくさんあって大変でした。学生時代から薬理学（薬が人体におよぼす作用を研究する学問）が得意な科目だったのですが、今勤めている病院は取り扱っている薬が多いのでとても勉強になります。新しい薬が発売されると、病院でもすぐに採用されるので、勉強していないとわからないことも多いです。薬剤師になってからも毎日が勉強です」

得意な分野であっても覚えることが多く大変だった薬学部での生活だが、大窪さんはどのようにはげんでいたのか。

「友人と遊んだり息抜きも大切ですね。勉強だけじゃなく趣味の時間も大事にしていました。大好きな音楽を聴くため、時間をつくってコンサート会場に足を運んで、リフレッシュしていました。楽しい時間をもつことで、勉強する時には集中してきちんと取り組めるんです」

大窪さんは大学では常に上位の成績をおさめ、首席で卒業した。

「資格を取らなければ薬剤師として働けません。薬剤師として働くために6年間、学業に専念してきましたが、それがいい結果につながり、学生生活はとても充実したものとなりました」

この言葉から、大学の授業が終わって家に帰ってからも毎日遅くまで勉強していたのではないかと思ったら、大窪さんは授業の後はアルバイトをしていたそうだ。

「大学1年から4年のあいだは、週3回塾講師のアルバイトをやっていました。小・中学生に向けて算数・数学、理科、英語、国語の科目を教えていました。薬剤師は薬や副作用について患者さんに説明する仕事なので、塾講師として生徒に教えるということは、将来薬剤師になった時に役に立つと思い、このアルバイトをしていました」

大窪さんは、自分が薬剤師になって働く時のイメージをしっかりもちながら学生時代を過ごしていた。学生時代から仕事への興味・関心をもつことは、自分で何が必要なのかをきちんと考えて行動するための土台を築いていくことにつながる。

数ある進路から病院勤務を選択

薬学部卒業後の進路は、製薬会社、病院、保険薬局、ドラッグストアや治験業務を行う*CROなど幅広い。大窪さんはそのなかで、どうして病院薬剤師になろうと思ったのか。

「いろいろな職業の人と働きたくて、薬学部に入った時から病院で働くことをずっとイメージしていました。病院は医師だけでなく看護師、栄養士、放射線技師など医療にたずさわるさまざまな職業の人がいます。その人たちと連携をとりながら仕事をすることで、多くの経験を積んでいけると思っています。多職種連携で仕事ができる場所は病院だと考え、病院薬剤師を選びました」

病院で薬剤師として実際に患者と向き合うなかで感じることがあるという。

「学生時代にスモールグループディスカッションの授業があり、模擬患者さん（患者さんの代わりをする人）に対して服薬指導（薬の使用法や使用意義の説明、副作用などの情報を提供すること）の練習をするのですが、問題の抽出から解決に至るプロセスを徹底的に学んだことが、現在すごく役に立っているなと思っています」

大窪さんの勤める多摩永山病院薬剤部では、毎週木曜日に病棟会議がある。この病棟会議とは、各病棟で今起きている患者の問題や、

＊ CRO（Contract Research Organization） 医薬品開発業務受託機関のこと。製薬メーカーが行う医薬品開発のさまざまな業務を受託する組織。

気になる症状がある患者の情報を薬剤部全体で共有し、薬剤師全員でその問題を解決する方法や対応策を考える場である。この病棟会議を経て、医師に処方提案をし、より良い治療を行えるように取り組んでいる。

「今はまだわからないことも多く、自分から提案するような機会は少ないですが……手術後に痛み止めを使っても痛みがひどくて苦しんでいる患者さんがいて、その時は別の痛み止めの処方を提案し、痛みが軽減されたことがありました。また、抗がん剤を使っている患者さんでは副作用のチェックも大切なのでこれも会議で共有しています。抗がん剤を使うことで吐き気がでたり、まれにしゃっくりなども起きるので、副作用に対する薬の提案も行いました」

大学時代に一生懸命学んだことが、現場

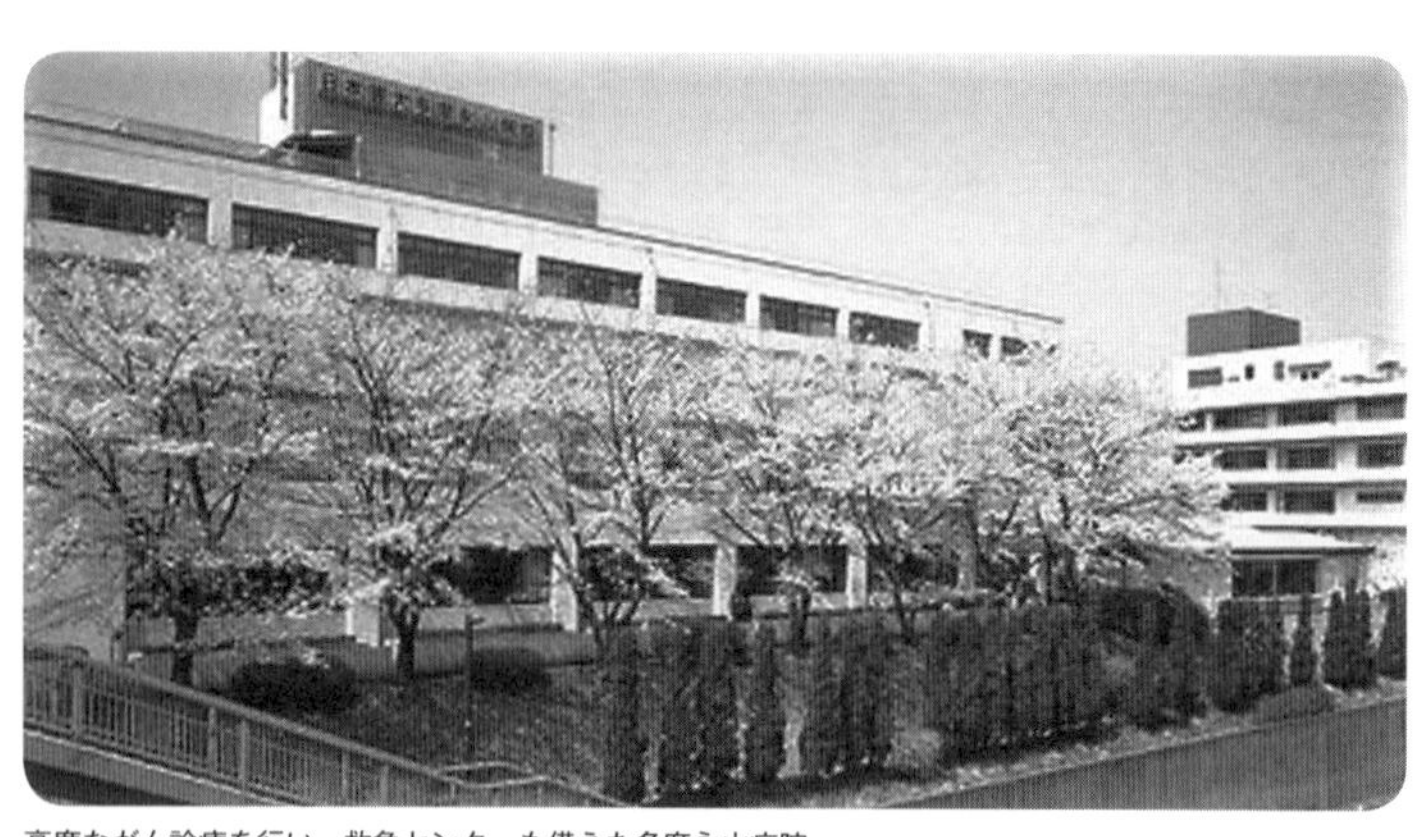

高度ながん診療を行い、救急センターも備えた多摩永山病院

で薬剤師として働くようになってから、しっかりと活かされているようだ。

職場で求められる速度と正確さ

多摩永山病院では１日２００枚の処方箋の調剤と監査も行っている。大窪さんは病院で働き始めた当初、先輩から「業務の速度が遅い」と指摘されたそうだ。調剤する時にわからないことは一度調べてから取りかかりたいと思っていたが、調剤する数が多いのでスピードも必要だと痛感した。

先輩から業務の効率を上げるやり方をアドバイスしてもらい、速度と正確性を向上させていった。今では先輩から「大窪さんは力がついたね。いっしょに調剤業務をすると安心するよ」と言われるほどになった。

学生時代は実験手技が苦手だったようで、「不器用なため、実験の時はよく薬液をこぼしてしまっていました」とふり返る。病院では抗がん剤の調整（ミキシング）なども行わなければならないが、現在は病院に抗がん剤専任の薬剤師がいて、直接指導を受け、手技も向上し、学生時代より成長していると語る。

わからないことは積極的に先輩に教わりながら、2年目からは職場の人と切磋琢磨して仕事をするようになった。ようやく患者の気持ちを第一に考えて行動できるようになってきたと話す大窪さんの表情からは、仕事へのやりがいが伝わってくる。

大窪さんの主な業務は病棟での服薬指導である。大窪さんは患者にどういうふうに説明したらわかりやすく伝わるのかを常に考え工夫しながら服薬指導を行っている。治療のガイドラインをしっかり読んで、なぜその薬が投与されているのかも深く理解するように努めている。

「最初は余裕がなくて。常に自分が説明しなければいけないという思いが強く、患者さんの話を遮ることが多かったように思います。ふり返ると自分ばかり話して、親身になって患者さんの気持ちを聞けていなかった。患者さんのバックグラウンドをしっかり把握して、その方のかかえている問題をいっしょに考えながらメンタル面も含めてフォローしていきたいです」

患者中心の医療を実践するためには、わかりやすい指導・指導録が必要である。服薬指導した内容を記載した指導録はSOAP形式(Subjective, Objective, Assessment, Planの略。医療行為のプロセスを記録する仕方の一つ)で記入している。誰が見てもわかりやすい指導録になるように毎日試行錯誤をくり返しながら、大窪さんは患者の思いに寄り添える薬剤師へと着実に成長している。

病棟薬剤師の一日

現在は小児科病棟での服薬指導をメーンに行っている。それ以外にも、薬の相互作用、注射薬の場合は特に配合変化などのチェックも欠かせない。

小児科病棟では、患児の保護者に服薬指導を行うことが多い。そのなかで不安が大きい保護者の方に、どうやって安心してもらうかがいちばん難しいそうだ。大窪さんは先輩にアドバイスをもらいながら、患児だけでなくその家族へのケアも懸命に取り組んでいる。

ここで大窪さんの一日の仕事を見てみよう。

8時30分　職場に到着し、仕事着に着替える。始業、朝礼。

9時　病棟で入院患者や退院患者の情報収集を行い、その後服薬指導、配薬や薬のチェックを行う。

13時　入院患者の1週間分の薬のセットを確認し準備する。患者ごとに入院期間や入院日も異なるため毎日の基本的な作業になるが、注意を払いながら行う。

15時　病棟で午前中に行った服薬指導の指導録を記録する。

17時　業務終了。

日曜日が休日となる4週8休制で、月曜から金曜日は8時30分から17時の勤務、土曜日は交代制で通常は8時30分から16時の勤務となる。木曜日は病棟会議や症例報告会などがある。

病院に勤める薬剤師でも、病院によっては夜勤、当直があったり、まったくない病院もある。それは救急医療に対応している病院かどうかで異なってくる。急性期病院で患者の受け入れやベッド数が多ければ多いほど、忙しさは増す。大窪さんの働く多摩永山病院は、重症患者（集中治療室入院患者）に対する救急医療である三次救急を引き受けており、日本臨床救急医学会救急認定薬剤師も2名在籍している。

大窪さんは現在、月に2回の当直があり、当直の場合は16時から翌朝の9時までの勤務で、その日は休みとなり、翌日の8時30分から勤務となる。

薬剤師として専門性を高める

医療の高度化、多様化にともない薬剤師の役割が大きく変化している。薬剤師は薬物療法を安全かつ効果的に実施するうえで重要な役割を担う。多職種医療チームのなかで薬の専門家としての役割が求められているのである。このような背景から「認定・専門薬剤師」という資格が誕生した。

多摩永山病院には「日本病院薬剤師会がん薬物療法認定薬剤師」や「日本臨床救急医学会救急認定薬剤師」「日本病院薬剤師会感染制御認定薬剤師」「日本小児臨床薬理学会小児薬物療法認定薬剤師」など資格を有する薬剤師が在籍する。

「まだ病院薬剤師としての経験が浅いので、今やっていることでいっぱいいっぱいです。経験が豊富な先輩を見るとさらに勉強をしなくてはと思うし、もっと余裕をもてるようにしないとと思っています。今後は外科病棟を経験し、抗がん剤について深く学び、抗がん剤による副作用にどう対応していくのかを勉強していきたいです」

専門性を発揮し活躍している先輩に囲まれながら毎日を過ごす大窪さんは、視野を広げてさまざまな経験を積み、自分の興味のある分野を探していきたいと語る。

多摩永山病院薬剤部では、業務のなかで生じる疑問点や、日々取り組んでいる業務内容についての臨床研究を行っている。臨床研究を行うことで、科学的根拠に基づいた業務を築くことができ、患者のＱＯＬの向上に貢献していける。臨床研究は、薬剤部内にとどまらず、医師をはじめとしたほかの医療スタッフと共同で実施する場合や、ほかの医療施設、大学など外部と連携をとり実施する場合もあり、研究の成果は学会や論文で発表している。

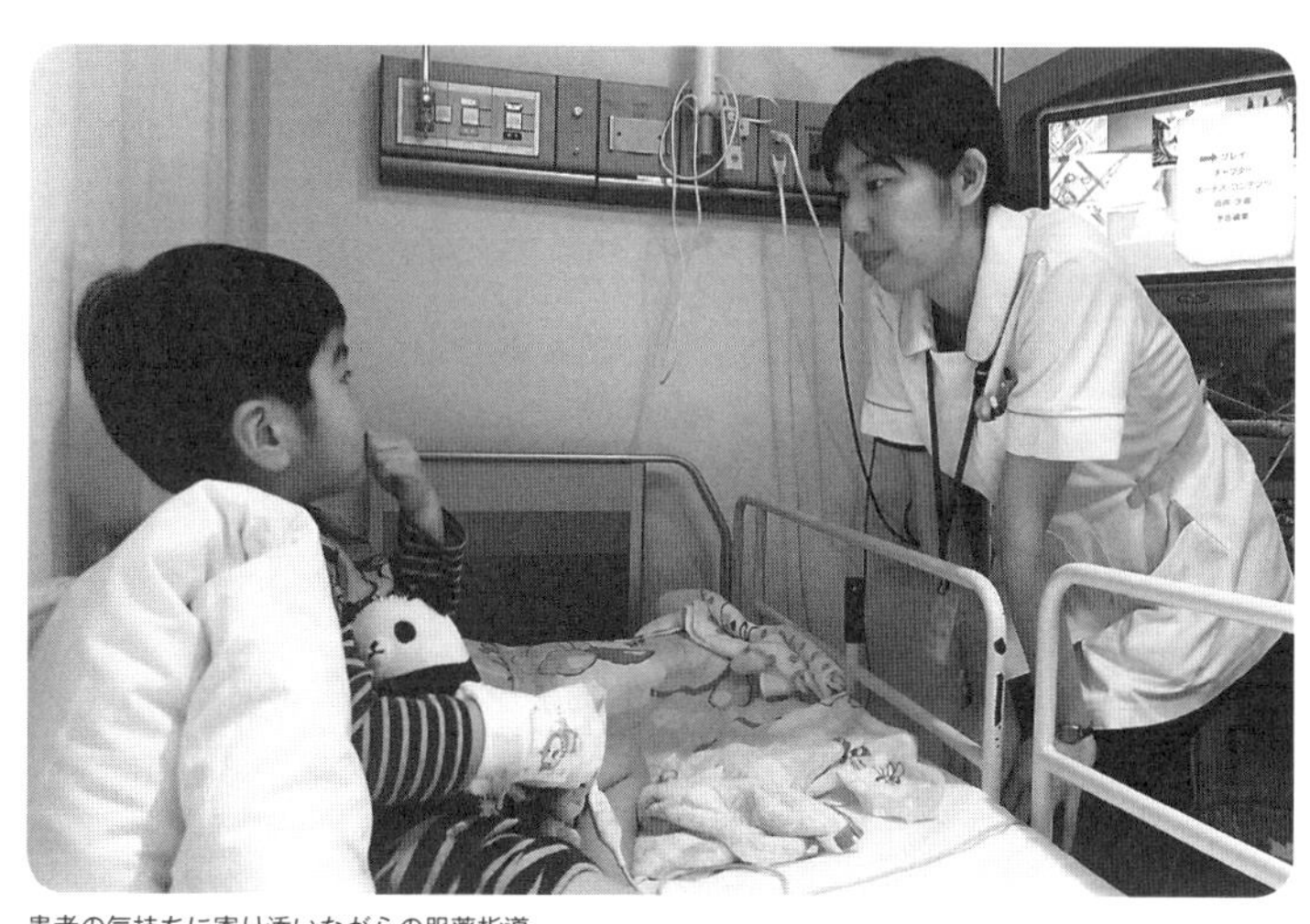

患者の気持ちに寄り添いながらの服薬指導

２０１０年に出された厚生労働省医政局長通知「医療スタッフの協働・連携によるチーム医療の推進について」では、チーム医療において薬剤に関する専門職である薬剤師が主体的に薬物療法に参加することの有益性が示され、薬剤師が取り組むべき業務の例が提言された。

この医政局長通知を踏まえ、基幹病院ではプロトコール（活動手順）に基づく薬物治療管理の一環として、調剤上の典型的な変更にともなう疑義照会を減らし、患者への薬学的ケアの充実および処方医師の負担軽減を目的とした「院外処方せんにおける疑義照会簡素化プロトコール」の運用がされるようになった。

疑義照会とは、処方箋中に疑わしい点（疑義）がある場合に、発行した医師らに問い合わせて確かめること（照会）。疑義照会をして疑わしい点を確かめた後でしか調剤してはならないことが法律で定められており、薬剤師には疑義照会を行う義務がある。

　多摩永山病院では、院外処方の疑義照会は処方医が対応していたため、薬剤部では十分にその内容を把握できていなかった。大窪さんは薬剤部の先輩や南多摩薬剤師会の担当者といっしょに、この疑義照会簡素化プロトコール導入に向けた実態調査を行い、２０１８年に行われた日本病院薬剤師会関東ブロックの学術大会で研究発表を行った。

　多摩永山病院の疑義照会プロトコールに同意している近隣の薬局数は、多摩市や日野市など50以上におよぶ。プロトコール導入によって、保険薬局での患者の待ち時間が短くなり、処方医や薬局の薬剤師の業務負担が軽減される。大窪さんは、導入によるその効果を調査し、より良いプロトコールへの改定を検討し、患者へのファーマシューティカルケア（患者のＱＯＬを改善・維持するために、明確な成果が得られるように責任をもって薬物治療を行うこと）の推進のため研究を続けていきたいと語る。

　最後に、大窪さんは薬剤師をめざす後輩に向けて、つぎのようにメッセージを送ってくれた。

「薬剤師になるには、やはり勉強が必要です。もし現在勉強はちょっと苦手だという人であっても、『薬剤師に自分はなりたい！』という強い意志をもてば、必ず勉強の意欲が湧いてくるので、あきらめないでほしいです。ぜひチャレンジしてください！」

ドキュメント 3 製薬会社で働く薬剤師

医薬品を適正に使ってもらえるよう情報提供

塩野義製薬株式会社
小林純一さん

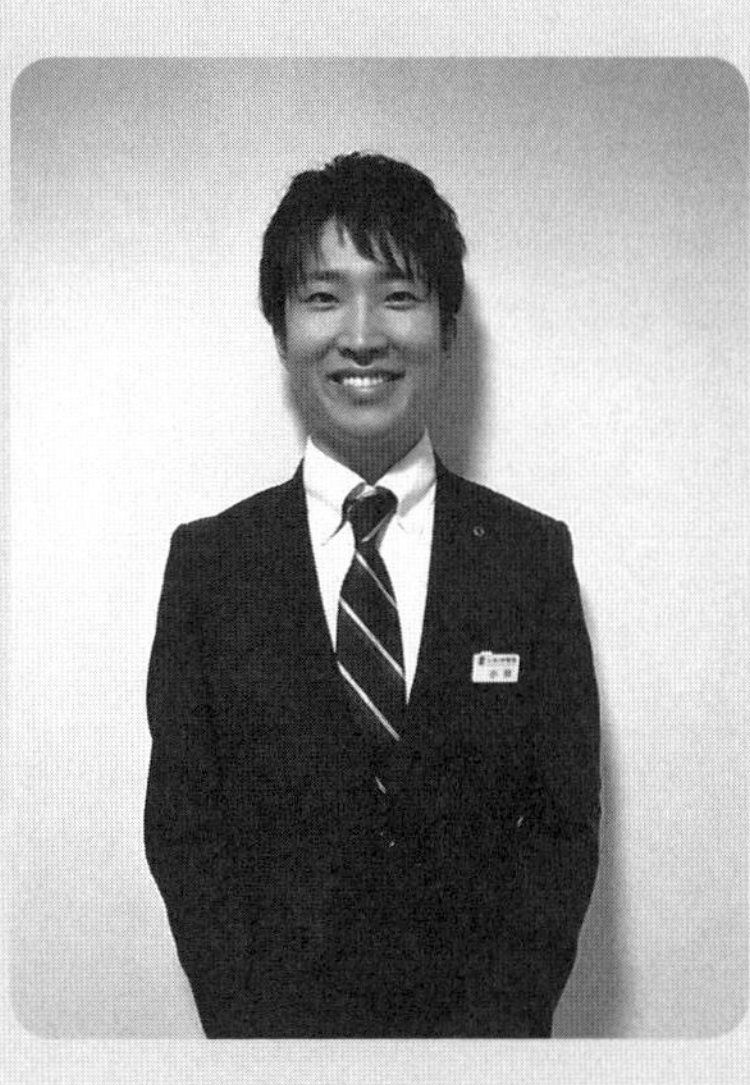

小林さんの歩んだ道のり

小学生の時に職場体験で訪れた保険薬局で、多種多様の薬を薬剤師が把握していることに驚く。以後、薬学部をめざす。2018年3月に大学の薬学部を卒業し、薬剤師国家試験に合格。同年4月より塩野義製薬に入社、その後長野県の営業所に配属。2018年12月にMR試験に合格。MRとして長野県の塩尻・岡谷・下諏訪・松本エリアを担当している。

ＭＲとして働く

　山と湖に囲まれた自然豊かで広大な地域を、車で駆け回る小林さんは、塩野義製薬の長野県にある松本営業所でＭＲとして働いている。担当するエリアには、病院が10軒、クリニックは１２０軒を超え、さらに保険薬局も含めると数えきれないくらいの医療関連機関がある。

　ＭＲとは、Medical Representatives の略で製薬会社の営業部門に所属している「医薬情報担当者」という意味である。営業といっても薬を売っているわけではなく、医薬品を適正に使用してもらうために医療関係者を訪問し、薬の品質や安全性に関する情報提供を行い、その情報で医師や薬剤師に自社の薬を選んでもらうことが目的だ。

　ひと昔前、ＭＲはＳＯＶの時代と呼ばれていた。ＳＯＶとはマーケティングの考え方で、Share of Voice（声のシェア）の略である。競合企業や競合製品・サービス間における広告出稿量やメディア露出量のことを指す。つまり、医療機関に訪問を重ね、自社製品を採用してもらえるように働きかけることが重視されていた。商品説明をくり返して自社の処方を依頼する宣伝競争となっていたのだ。

　最近ではＳＯＶではなく、ＳＯＭ（Share of Mind シェア・オブ・マインド）へと変化している。医師と長期的に信頼関係を築き上げる態勢、医師との心のシェアが重視されるようになった。

　このような業界の流れのなか、小林さんがＭＲとして行っているのは、訪問する先の医師は今何が課題であり、どういったニーズがあるのかをしっかりと把握すること。自社の医薬品がその医師にどういう面で役に立てるのかを考え営業活動をしている。

「時代が変わってきたこともあり、MRという仕事は営業という側面に加え、それ以上にいかに価値を提案できるのかが求められています。有益な情報を提供し、このMRに出会って診療がより良くなった、と医師が感じてくれるようなMRをめざしています。営業としての側面と医療従事者としての側面、この二つをバランスよくもつことが重要だと思っています。忙しいと営業としての数字に追われてしまいますが、そうなるといつのまにか医療従事者としての気持ちを忘れがちになるので、そこは自分を俯瞰してみるようにしています」

医療従事者としての側面を強めるために

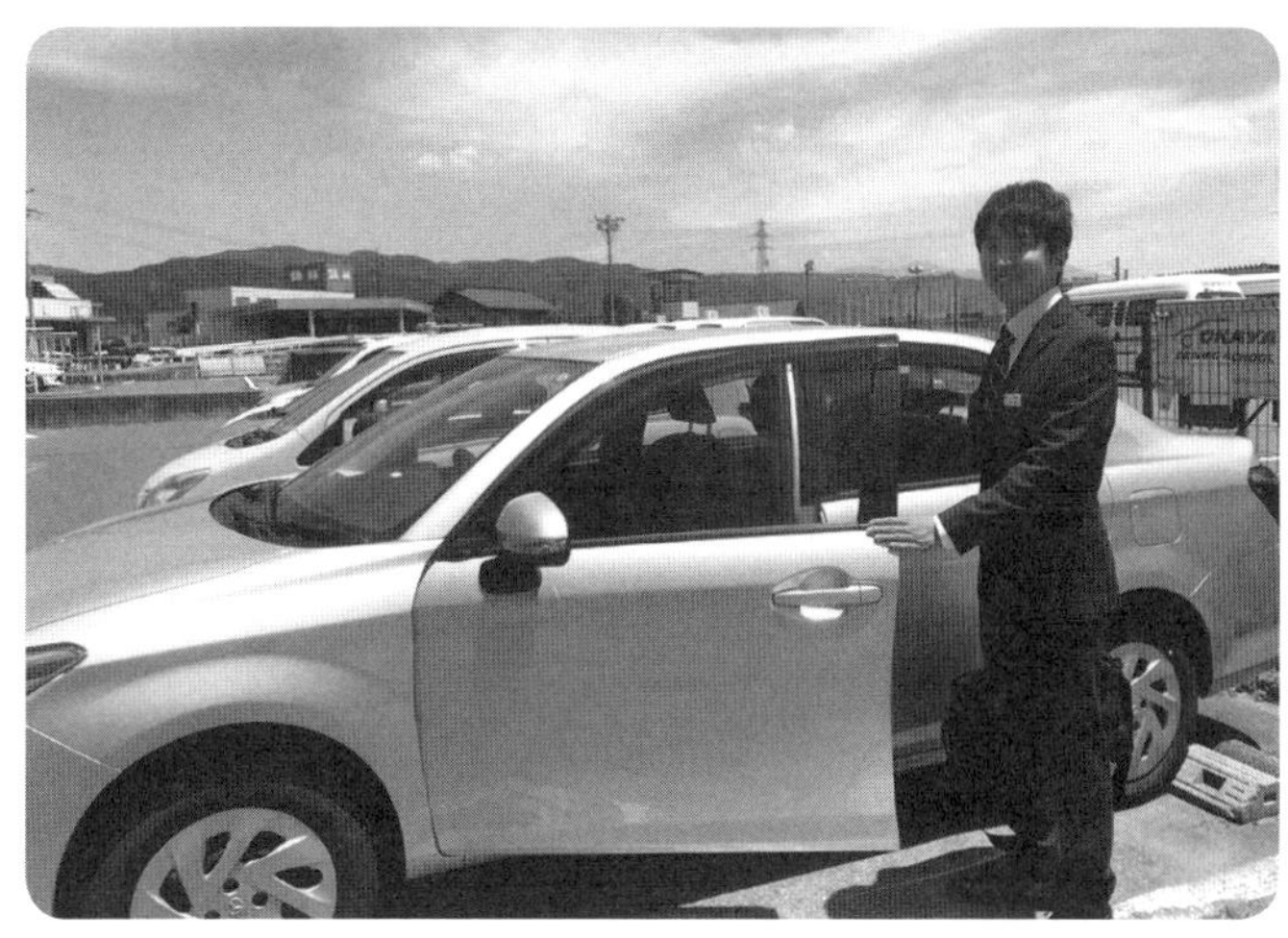

長野の広大な地域を担当する小林さん

やっていることを小林さんに問うと、「勉強です」と即答。自社の製品だけでなく他社の薬剤についての勉強も重要、その薬剤が使えるような領域の治療に関する知識、最新のガイドラインなどの情報も大切と話す。こういったことがわからなければ、医師との会話も成り立たないという。実際には医師や薬剤師と面談時間をとるのはとても難しく、廊下で数分間立ち話をするのがやっとという厳しい環境でもある。その短時間で何を伝えられるのかが重要視されている。だからこそ常に勉強をして、幅広いアンテナをもつことが大事だと語る。

職場体験で保険調剤薬局へ

小林さんはどうして薬剤師になろうと思ったのか。きっかけは小学校5年生の時に行った薬局での職場体験だった。

小林さんの地元では、小学校5年生になると必ず全員が職場体験に行く。小林さんはその時、保険薬局に行きたいと思っていた。職業体験先の事業所はいくつもあったが、幸運にもそのなかに小林さんがいつも薬をもらっているかかりつけの薬局があった。

小林さんは学校のクラスで誰かが風邪をひくと、必ずうつってしまうような虚弱体質の子だったそうだ。

「すぐに風邪をひくので、処方箋を持ってよく薬局に行っていました。薬を飲むとすぐに治るので、幼心に薬ってすごいなと感じていました。そんな経験から薬に興味があって、その薬局で職場体験をしたいと望んでいました。実際に職場体験をすると、驚きと発見がありました。薬局の小さな調剤室の中には、

1500種類くらいの薬があるのです！　この小さな空間にそんなに多くの薬があって、しかも薬剤師の人はすべての薬がどういうものなのかきちんと把握していると聞いて、ほんとうにびっくりしました」

小林さんは目を輝かせながら少年時代をふり返る。

薬局では分包機（粉薬を1回分ずつの個包装にしたり、錠剤を一包化したりするための機械）の使い方も教えてもらって散剤調剤も体験したという。実際に粉薬を量って、「Vマス」と呼ばれるヘラでならして撒くタイプの分包機で調剤をした。その体験から薬剤師の調剤手技にも興味をもったそうだ。

「小学生の時の職場体験から、ずっと薬剤師になりたいと思い続け、それからはぶれずに薬学部に進学をしました。1年浪人はしましたが……」と、小林さんは笑顔を浮かべ浪人時代の話をしてくれた。

猛勉強した浪人時代

「第一志望だった国立大学の薬学部に落ち、後期日程試験でも受験をしましたが、倍率が40〜50倍あり落ちてしまいました。浪人中はこれ以上はないというほど勉強をしました。そのおかげで学力がぐんぐん伸び、化学の全国模試で1位を取ることができました。さすがに2浪はできなかったので、志望校選びは悩みました。経済的な事情もあり国立に行きたかったのですが、実家から通える範囲の志望していた国立の薬学部だと4年制か6年制かは入ってみないとわからないというリスクがありました。私立大学は受験の時に6年制の薬学部を選べ、確実に薬剤師の受験資格が得られるというのがメリットでした。薬剤師になりたいと思って大学に入っても薬剤師免許を取れないというのは避けたかったので、私立大学に進学することに決めました。猛勉強のおかげで、私立大学の薬学部に特待生で入学することができました。特待生の対象者は、途中で審査はあるものの在学中の6年間はずっと授業料全額が免除されます。特待生としての入学が決まったということは、薬剤師になれる道も決まったということ。大学6年間、勉強に集中できる環境が整いました。自分としては、今では浪人して良かったと思っています」

大学では学生生活を満喫

特待生として大学入学を果たした小林さんだが、やはり薬学部での勉強はテストや実験レポートに追われ大変だったようだ。どうやってそんな状況を乗り越えたのだろう。

「勉強に関しては友だちを巻き込みました。薬学は化学、薬理学など主要科目が九つあるのですが、それぞれの科目を得意とする人が必ずいます。各分野に強い友だちをがんばって集めて、講義のあとに残ってみんなで勉強会を開いていました」

それぞれの科目を得意とする人を見つけ出す方法には、小林さんならではの知恵があった。

「成績上位の人の名前は公表されるので、みんなに知られています。それを見れば得意な分野もなんとなくわかる。そういう人を見つけて仲良くなり積極的に勉強会を開催して、得意な科目をまとめた資料をおたがいにつくって、コピーしあったりもしました。声をかけたみんながＷｉｎＷｉｎの関係を築けていたと思います。そうして6年間を乗り越えることができました」

小林さん自身は大学時代は化学が得意だったそうだ。人に教えることで自分が得られるものもあったという。実験レポートは夜までねばって取り組んだそうで、根気と集中力も必要だとふり返る。

勉強以外に大学時代に取り組んでいたことを尋ねると、つぎのように話してくれた。

「その当時、僕のなかで勉強プラス3本の矢と呼んでいたものがあります。ひとつ目の矢が音楽です。楽器未経験でしたが音楽鑑賞の趣味が高じ、軽音楽部に入りました。自分でも表現したいという気持ちが強まり、楽器はギターを、ボーカルもやっていました。いちばん自分のなかで大きかったのは、ライブを

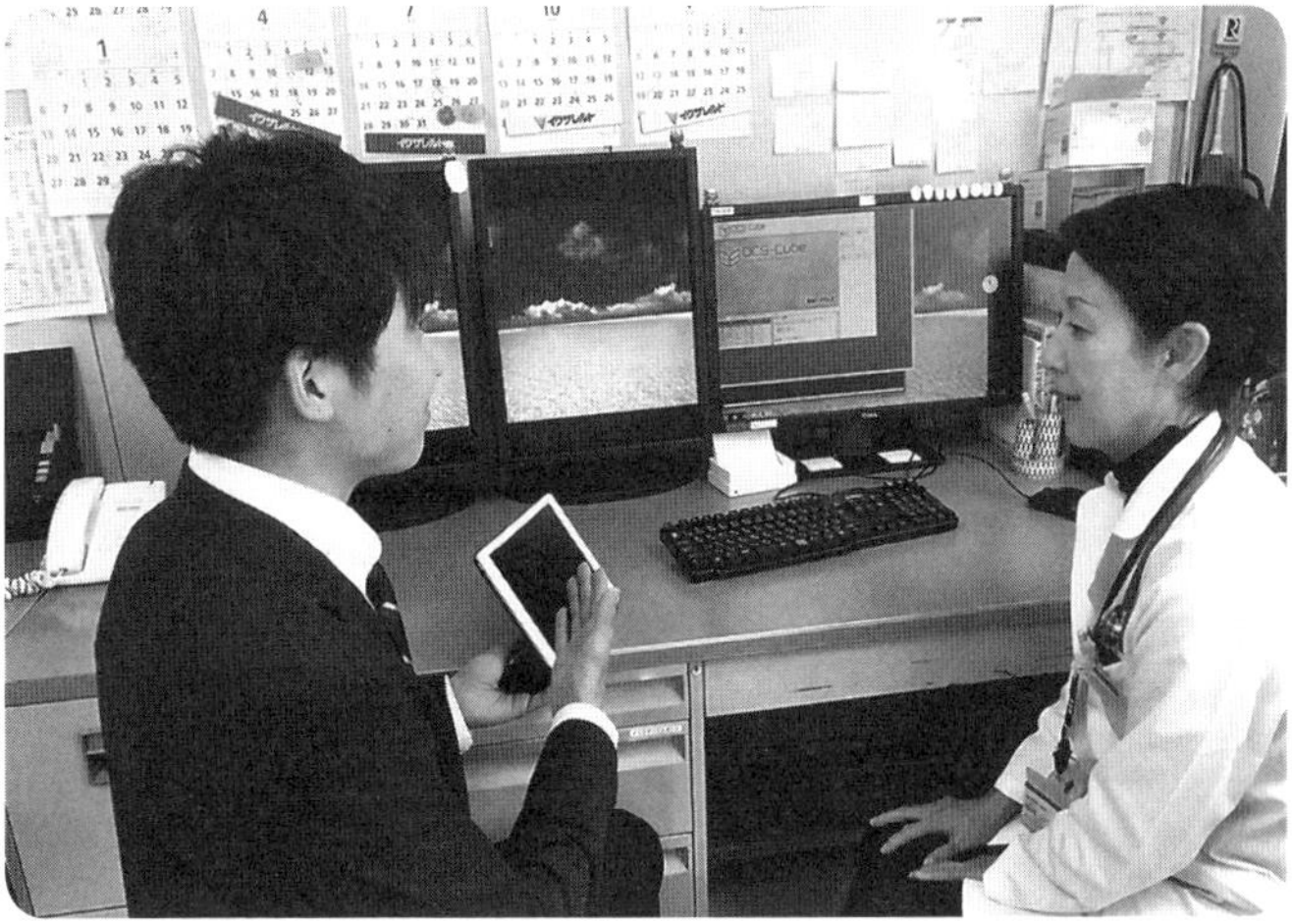

社会人になってからも学び続け、医師の求める情報を的確に提供

主催したことです。ライブ会場をおさえて、出演バンドも自分で決めて呼んで、なおかつ集客をするという経験をはじめてしました。今のＭＲの仕事でも講演会の企画開催があるので、この時の経験は役に立っています。二つ目は筋トレですね、３日に１回はやっていました。浪人生の時は１日50歩程度しか歩かない生活だったので、どんどん体がやせ細っていき、この状態のままでは社会に出たら闘えないと思ったのがきっかけです。三つ目は英語学習です。浪人時代の予備校の先生から教わった方法が自分に合っていて、英語の成績がすごく伸びたのです。それで英語学習のおもしろさに気付いて自分でもやり続けようと思いました。大学では週に１回、ネーティブの先生が来て開いてくれる英会話カフェがあり、そこに参加していました。今現在ギターも筋トレも英語学習もすべて続けています」

　６年間の学生生活を謳歌し、晴れて薬剤師免許を取得した小林さんだが、小学生の時に知った薬局や病院で働く薬剤師という職を選ばなかった。なぜＭＲの道を選んだのだろうか。

「最初のきっかけとなったのは大学１年の時の授業で聞いた、製薬会社のＭＲの話です。大きな企業に属しながら、自分から外に出ていきいきと活動し、医師の処方に影響を与えるＭＲという仕事はすごいなと感じました。自分から外に出ていくというところが薬剤師とはぜんぜん違う点ですね。自分の性格にも合っているし価値のある働き方なんじゃないかなと思いました。薬剤師資格がなくてもＭＲとして働けますが、薬剤師の自分なら、さらに薬学の知識を活かせる利点がありました。その後、インターンシップで製薬企業を10社まわり、MRへの志望は確信となりました。実際にMRの方に同行してみると、医師と話す時間が10秒くらいしかないという場合でも、あらかじめこういうことを伝えようと準備していて、医師が来た瞬間にパッと話をするんです。間近でその能力を見て感動し、自分でもやってみたいなと強く思いました」

MRの仕事の流れ

では、ここで1日の仕事の流れを紹介してもらおう。

8時 営業所に貸与車で出社。朝から貸与車で医薬品の卸会社を2、3軒訪問。その後はいったん営業所に戻って日誌作成など書類仕事。

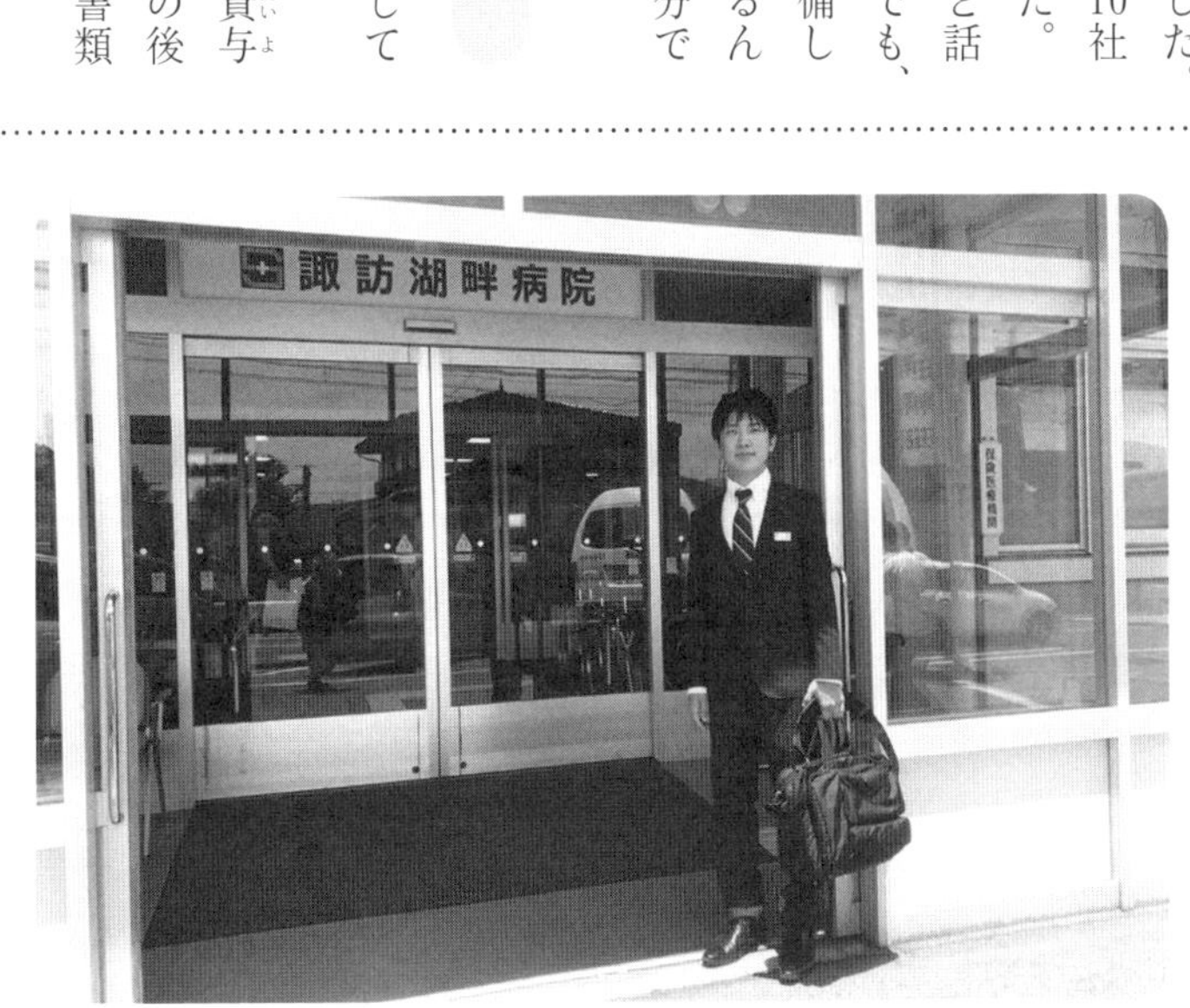

病院やクリニックをまわる

12時　病院、クリニックを訪問。合間に休憩しながら昼食。その後も病院やクリニック、薬局を訪問。

19時　訪問先から直接帰宅。日によっては訪問先から営業所に戻って書類仕事をすることもある。

商品である医薬品を直接病院に納品するのは医薬品卸会社なので、これらの会社を訪問して担当者と情報を共有することが朝一番の業務となる。営業所ではメールチェックや日報の記入、資材の確認、資材の勉強などにとりかかる。

数年前はＭＲはいつでも病院に行って医師のもとを訪問することができた。しかし現在では面会できる時間が決まっていて、アポイントメントが必要なケースが増えている。メールで事前に面会の目的を伝え、無駄のない時間で医師と打ち合わせの約束をするのだ。そのためメールチェックは大切な業務である。

医療機関の訪問では、訪問先の医師が求めるものは何か、本当に有益な情報とは何かを考えておくことが重要である。医師だけでなく、患者の立場で疾患や治療をとらえ、想像し、考える力が必要になる。

1週間のうち月曜から金曜が勤務日で、土日が休みという完全週休2日制である。

月曜の午前中には会議がある。社内だけの会議が多いが、製薬会社は一つの薬を二つの製薬会社で販売することもあり、他社との合同会議もある。小林さんは合同会議の日程調整や資料づくり、司会進行を任されることもあるという。

ＭＲの継続研修（製品や法律関係についてなどの研修）やスカイプを使っての東日本全

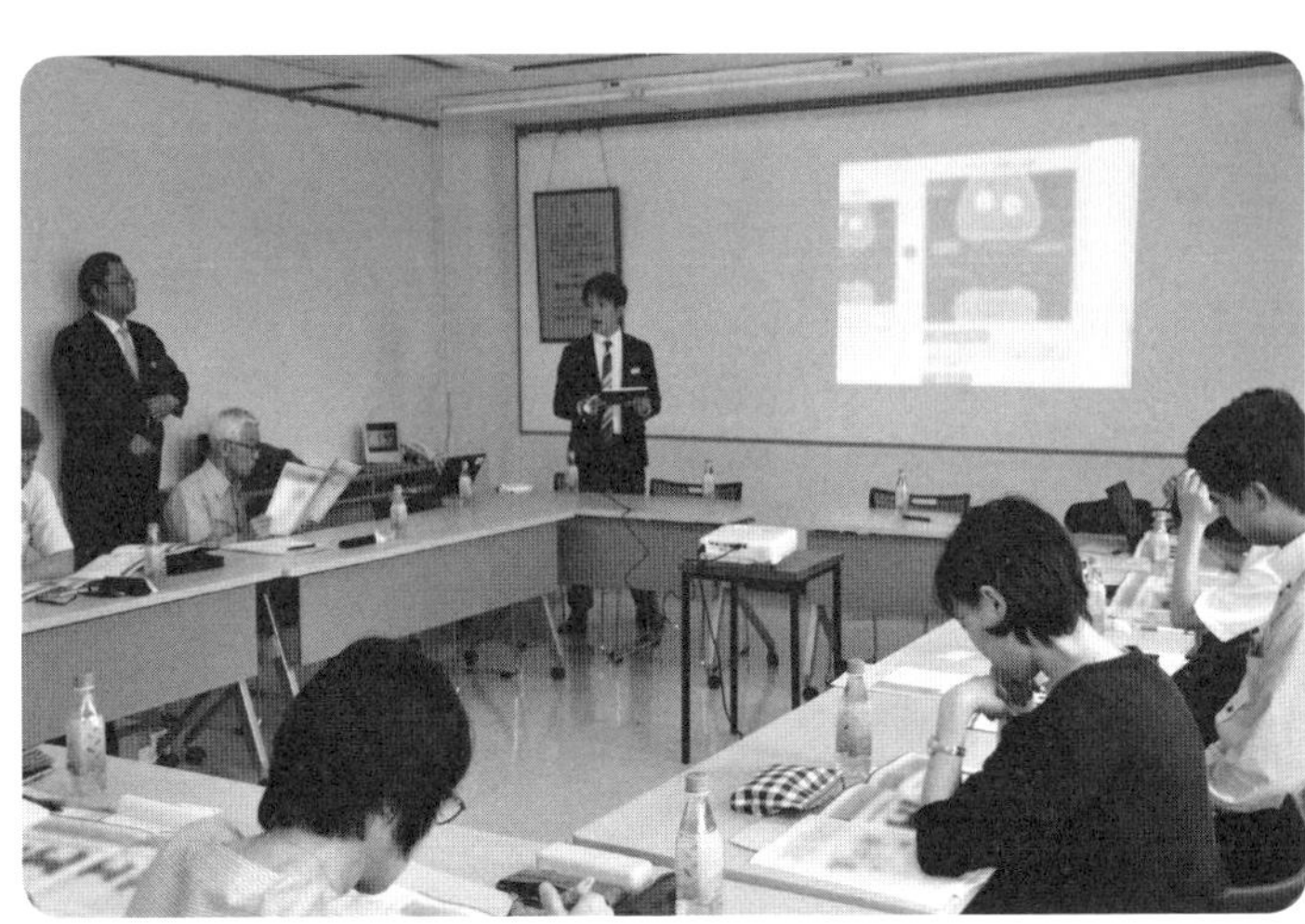

取引先といっしょに行う説明会　取材者提供

営業所での研修なども開催される。また、取引先と都合を合わせて製品説明会も行っている。

医師がメーンの講演会の開催もある。地域で有名な先生に薬剤の使用経験を語ってもらう内容で、開業医に参加を募り、会場の設営なども担当している。小林さんは、医師たちに興味をもってもらえるような企画を練ったり、ふだんの治療にからめて講演会への参加を勧めるなどの工夫しているそうだ。

薬を通して患者に貢献

長野に配属されてまだ数カ月だが、医師から感謝されてうれしかったことがあるという。

「がん患者さんを診ている外科医師のもとを訪問していた時のことです。自分は新人でその医師に何をしゃべったらいいかわからず、はじめのうちは足もとめてもらえませんでした。毎日のように通っているうちに少しずつ話ができるようになったある時、患者さんについて相談をされたのです。その患者さんはがんを患っていてなかなか痛みが取れないため、治療に難渋しているというのです。まずは具体的にどういう痛みなのかを医師からしっかり聞き取りました。骨転移している患者さんで痛みが取れないという状況でしたが、塩野義製薬にはがん疼痛の治療薬があり、その薬には骨転移による鋭い痛みに対する使用経験のデータがありました。情報提供を行ったところ、実際にその医師は患者さんに使ってくださり、つぎの週に訪問したさいに驚くほど痛みが取れて、患者さんがありがとうと言っている、と話してくれました。ＭＲは直接患者さんに接する仕事ではないのですが、

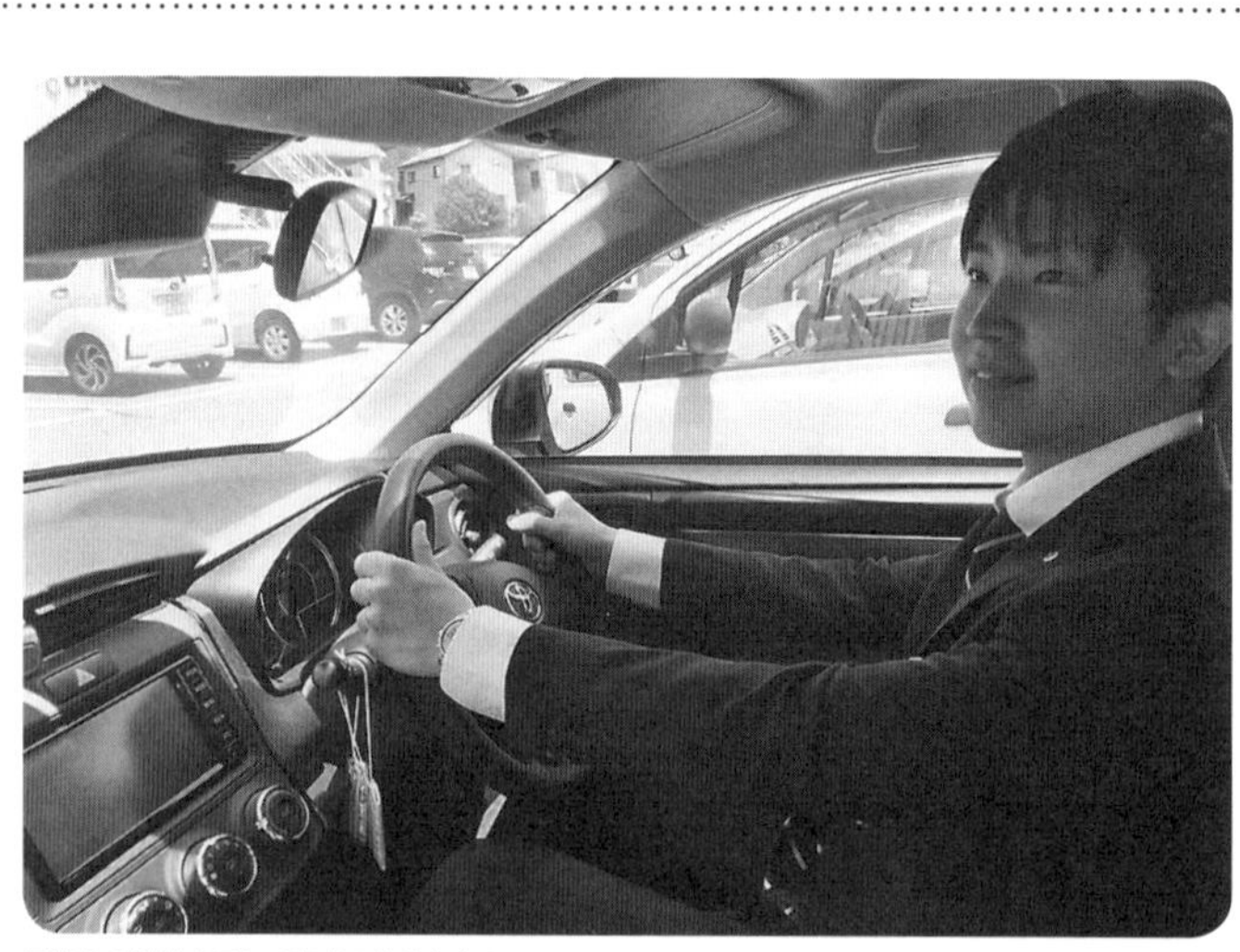

医薬品の情報を通して患者の健康を支える

薬を使ってくれた医師から、患者さんの喜びが伝わってきて、ほんとうにうれしかったです」

ＭＲは医薬品の情報活動を通して患者の健康に役立てる、社会貢献ができる仕事なのだ。小林さんは将来の目標をつぎのように話してくれた。

「製薬会社に入ったからには、ほかの部署にいって経験を積みたいと思っています。もちろん今は現場を経験し、ＭＲの業務をまっとうすることがいちばん大事です。ＭＲになった理由として、『影響力』がひとつのキーになっています。影響力をさらに広げられるのが、マーケティングやＭＳＬ（メディカルサイエンスリエゾンの略。医薬品の情報提供を支援する職種）だと思います。現在、国内の製薬業界は、市場規模の大きな海外での販売に力を入れています。私の会社でも海外渉外部がヨーロッパやアジアなどでグローバルに展開しているので、あこがれですね。狭き門ですがチャレンジはしてみたいと思っています」

常にチャレンジ精神をもち、すべてに前向きに取り組む小林さんからのメッセージだ。

「大学生活は大変だけどおもしろい6年間でした。しかし覚悟が必要です。勉強が大変だったりレポートに追われたりしますが、そこで逃げずに正面から向き合って、あきらめない強い意志をもつことが必要だと思います。薬剤師免許を取得すれば、薬局でも病院でも製薬会社でも働けて幅広く活躍できます。興味をもったのであれば、自分の気持ちに正直に、ぶれずに進んでほしいです」

2章

薬剤師の世界

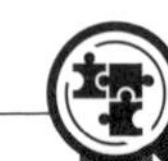

薬剤師とは

人の健康な生活を維持するために「薬」を扱う専門職

薬にまつわる医療の専門家

あなたは「薬剤師」の仕事について、どんなイメージをもっているだろうか。

風邪をひいて病院で診察を受けたら、処方箋をもらう。それを薬局へ持っていき、調剤された薬の説明を受けた経験があるかもしれない。あるいは、入院した時、ベッドサイドに薬剤師が来て薬について説明された経験をもつ人もいるだろう。時にはドラッグストアで薬剤師に症状を相談して、市販薬を選んでもらうこともあったかもしれない。

それはどれも薬剤師の仕事である。しかし、それらは薬剤師の仕事のなかの一部であり、「薬を渡す」という行為の手前。さらに、その先にはたくさんの仕事がある。また、薬剤師は今や薬局や病院の中でだけでなく、地域に広く飛び出て活動をしているのだ。

医療の発達にともない、人間の寿命は確実に延び、いまや「１００歳時代」と言われている。しかし、いくら長生きをしても病気で寝たきり、自分自身の日常動作もできない状況でいることを望む人はいないだろう。寿命が延びているからこそ、人生の最後、その直前まで自分が思うように活動できること、つまり「健康寿命」を延ばすことが、わが国だけでなく、世界の大きな課題である。そのため、人びとにとって病気の予防や健康維持をすることは重要であり、薬剤師はそこにもかかわっている。

今、世に存在する薬は数万種類あり、病気になればそのなかから必要な薬を使用する。薬を処方する権利は医師がもっているが、薬剤師はより有効で安全な薬物療法が実施できるように、薬学的な見地から医師へ情報提供し、処方提案も行うのだ。そしてきちんと薬の効果が出ているか、副作用は出ていないかをしっかりチェックをする。薬は人の命にかかわる唯一の商品であり、製薬会社で10年以上の時間と時には２００億円もの費用をかけて開発され、厳しく審査されて、製造される。それだけに、患者が薬を使用するさいには薬剤師という薬学に長けた専門家がかかわることが重要なのである。

薬剤師法

薬剤師の任務は「薬剤師法」という法律の第1条で、「薬剤師は、調剤、医薬品の供給その他薬事衛生をつかさどることによつて、公衆衛生の向上及び増進に寄与し、もつて国民の健康な生活を確保するものとする」と定められている。

「医師法」の第1条は「医師は、医療及び保健指導を掌ることによつて公衆衛生の向上及び増進に寄与し、もつて国民の健康な生活を確保するものとする」と規定され、歯科医師法の第1条にも「歯科医師は、歯科医療及び保健指導を掌ることによつて、公衆衛生の向上及び増進に寄与し、もつて国民の健康な生活を確保するものとする」とある。医療にかかわる者は、それぞれの専門性をもって国民の健康な生活の確保という役割を果たすことが求められているのである。

薬剤師免許

薬剤師になるには、厚生労働省が年に1回実施する薬剤師国家試験に合格しなければならない。薬剤師国家試験については、くわしくは3章で述べるが、受験資格は、薬剤師法第15条第1号の規定にあるように、学校教育法（昭和22年法律第26号）に基づく大学（6年制薬学課程。同法第87条第2項）において、薬学の正規の課程を修めて卒業した者、つまり6年間大学の薬学課程で学び卒業したものとされている（ほかにも例外的受験資格はあるが、ここでは割愛する）。さらに国家試験に合格しただけでは薬剤師になれるわけではなく、住居地の都道府県保健所を通して、「薬剤師名簿」へ登録することで、はじめて「薬剤師免許証」を得られ、薬剤師として仕事をすることができる。また、薬局で保険調剤を行うさいには「保険薬剤師登録」を行わないと保険調剤はできない。

いくつかの手続きを踏んだうえで薬剤師として仕事をすることになるが、いちばんの難関は、大学の6年制の薬学課程を修めて薬剤師国家試験に合格することであろう。

薬剤師国家試験の合格率はここ数十年間75％前後であり、新卒の学生だけであっても84％前後なので、薬学部に入学できたからといって免許の取得が

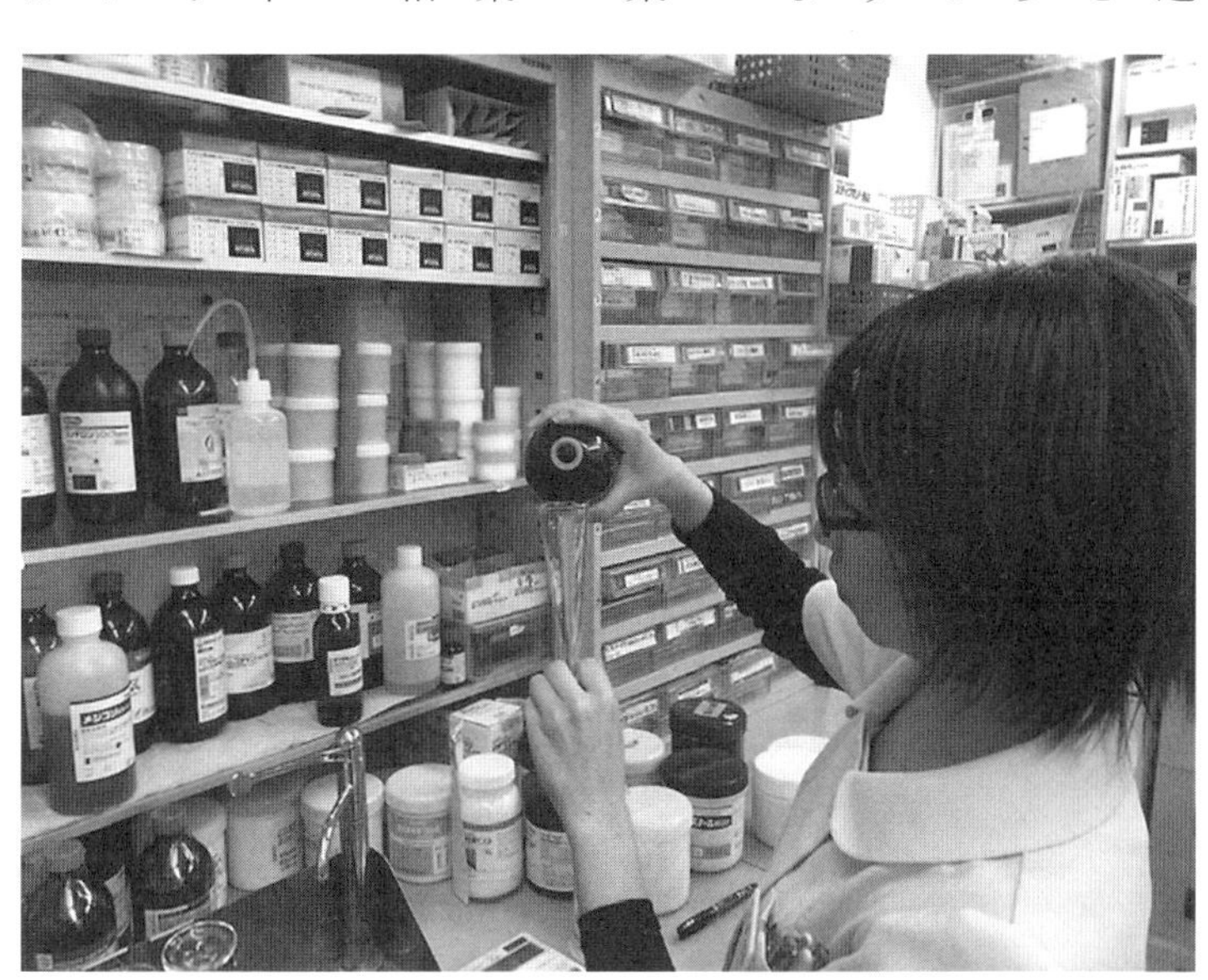

薬剤師として活躍するには免許証と名簿登録が必要

保証されるわけではない。６年間の課程をしっかりと学び、まじめに取り組んできた者が晴れて薬剤師免許証を手にすることができるのである。

薬剤師しかできない「調剤」という仕事

薬剤師法の第19条では「薬剤師でない者は、販売又は授与の目的で調剤してはならない」と定められており、調剤は薬剤師しかできないことになっている。しかし、「ただし、医師若しくは歯科医師が次に掲げる場合において自己の処方せんにより自ら調剤するとき、又は獣医師が自己の処方せんにより自ら調剤するときは、この限りでない」とあるように、医師もしくは歯科医師または獣医師により相応の理由があるとされ、かつ自己の処方箋によりみずから調剤することも認められている。

かつては薬剤師を雇用していない小規模の医療施設で看護師や、場合によっては無資格者が「医師の指示のもと」に調剤して患者に交付していた現実があった。しかし、近年医療の高度化や患者へのオープンな医療情報の開示により、「調剤」の概念がただ薬を調整する（つくる）ことにとどまらず、より最適で安全な薬物治療を継続的にフォローすることに重きが置かれており、病院でも薬剤師の専門性の発揮が必須となっている。

薬剤師の歴史

医療の担い手が確立されるまで

薬剤師の始まり

江戸時代以前の漢方医の時代は、そもそも医師が薬を調合していたので「くすりや」といえば薬草の卸問屋か、もしくは売薬の製造元のことであった。医師の古称に「薬師」という言葉があり、この時代はまだ医師と薬剤師が分業されていなかった状態だったのだろう。ところが、西欧では比較的早くに医師が薬を調合する習慣がなくなった。１２４０年ごろ、ローマ皇帝のフリードリヒ2世が、薬事に関する二つの法律「医薬分業」と「薬事監視」を定めたことから始まるが、これは暗殺を恐れたフリードリヒ2世が、処方箋を医師に書かせ、薬は医師と関係がない薬剤師に調剤させて毒薬が紛れ込んでいないかをチェックするためだった。西欧では毒殺が非常に多く、実際、西欧の小説には「毒殺」が頻繁に登場する。古代ローマにはすでに、砒素・ドクニンジン・毒キノコ・トリカブトなどの代表的な毒物が出そろい、シェークスピアの小説『ハムレット』の主人公の父親は架空の薬名「ヘベノンの毒」を盛られて死んでいる。処方箋を医師に書かせ薬剤師に調剤させることは、医師の処方権と薬剤師の調剤権を切り離す「医薬分業」の起源だとされている。

では、そもそも当時の薬剤師の仕事は何だったのだろう。

はじめ、薬剤師とは「薬の善し悪しを見分けられる人」であったようである。洋の東西を問わず、昔の「薬」は薬草がほとんどであり、どれが本物かを見分けるのには長年の知識と経験が必要だった。特にヨーロッパではマラリアの薬「キナ皮」の偽物が多く、これの真贋を見分けるのが薬剤師の重大な仕事であった。つぎに、いろいろな薬を「つくる」仕事が求められた。昔は錠剤も軟膏もいちいち「手づくり」であったため、これもやはり知識と経験の必要な仕事であった。今は薬として使われていないが、もともとは薬剤師がつくっていた「薬品」として石鹸、香水、ベルモット（ブランデーに薬草をひたしてつくったリキュール）、黒色火薬、トマトケチャップがあるといわれている。

日本の薬剤師

日本では明治時代に入り、政府が１８７４（明治７）年には「医制」を公布し、薬舗主

（薬剤師）に調剤権を賦与した。その後の１８８９（明治22）年に「薬品営業並薬品取扱規則」（薬律）が公布され、薬剤師の名称と職能が規定されることとなった。当時は西欧の医学・薬学制度の導入が図られた時代であったが、そのさいに目的とされた、医師は診療に専念し投薬については処方箋を発行し、その処方箋に基づく調剤は薬剤師が担当するという医薬分業制度はこの時代でもなかなか普及しなかった。このため、薬剤師の主たる業務である調剤は、病院勤務薬剤師が担当するほかは、町の薬局では少数の店でわずかに実績がある程度で、このような時代が昭和40年代まで長く続いた。

１９２５（大正14）年には、薬剤師の身分法である「（旧）薬剤師法」が公布され、翌１９２６（昭和元）年には「薬剤師会令」が公布された。同会令によって薬剤師の強制加入を定めた公法人道府県薬剤師会が設立され、この道府県薬剤師会が会員となる公法人日本薬剤師会が結成された。

薬事法の制定

その後１９４３（昭和18）年には、薬剤師法を吸収して「薬事法」が制定され、それにより「薬剤師会令」が公布された。これとともに日本薬剤師会は国の機関となり、会長は内閣が任命し、他の中央、地方薬剤師会役員は、厚生大臣あるいは地方庁知事の任命によることとなったのである。薬事法は、医薬品、医薬部外品、化粧品、医療用具に関する規制で、これらの品質、有効性および安全性を確保すること、および医療上、特に必要性の高い医薬品・医療用具の研究開発促進に必要な措置を講ずることにより、保健衛生の向上を図ることを目的としている。

終戦により、１９４８（昭和23）年には新「薬事法」が公布され、日本薬剤師会は日本薬学会と合体して、会員の入退会自由の社団法人として改組された。この時、名称を「日本薬剤師協会」と改めた。

１９５６（昭和31）年には、医薬分業制度が法制化されたが、多くの例外規定が付されたため、医薬分業は定着しなかった。その後、薬剤師の身分法が１９６０（昭和35）年にふたたび薬事法から分離され、「薬事法」と「薬剤師法」として公布された。

さらに、日本医師会は１９７４（昭和49）年、医薬分業を5年後に実施したいとの会の方針を表明し、国会・行政・当局もその方針に賛意を表明。ようやく医薬分業実現への第一歩を踏み出したのである。

医療の担い手として

１９９２（平成４）年には医療法の一部が改正され、医療の基本理念が明示され、医

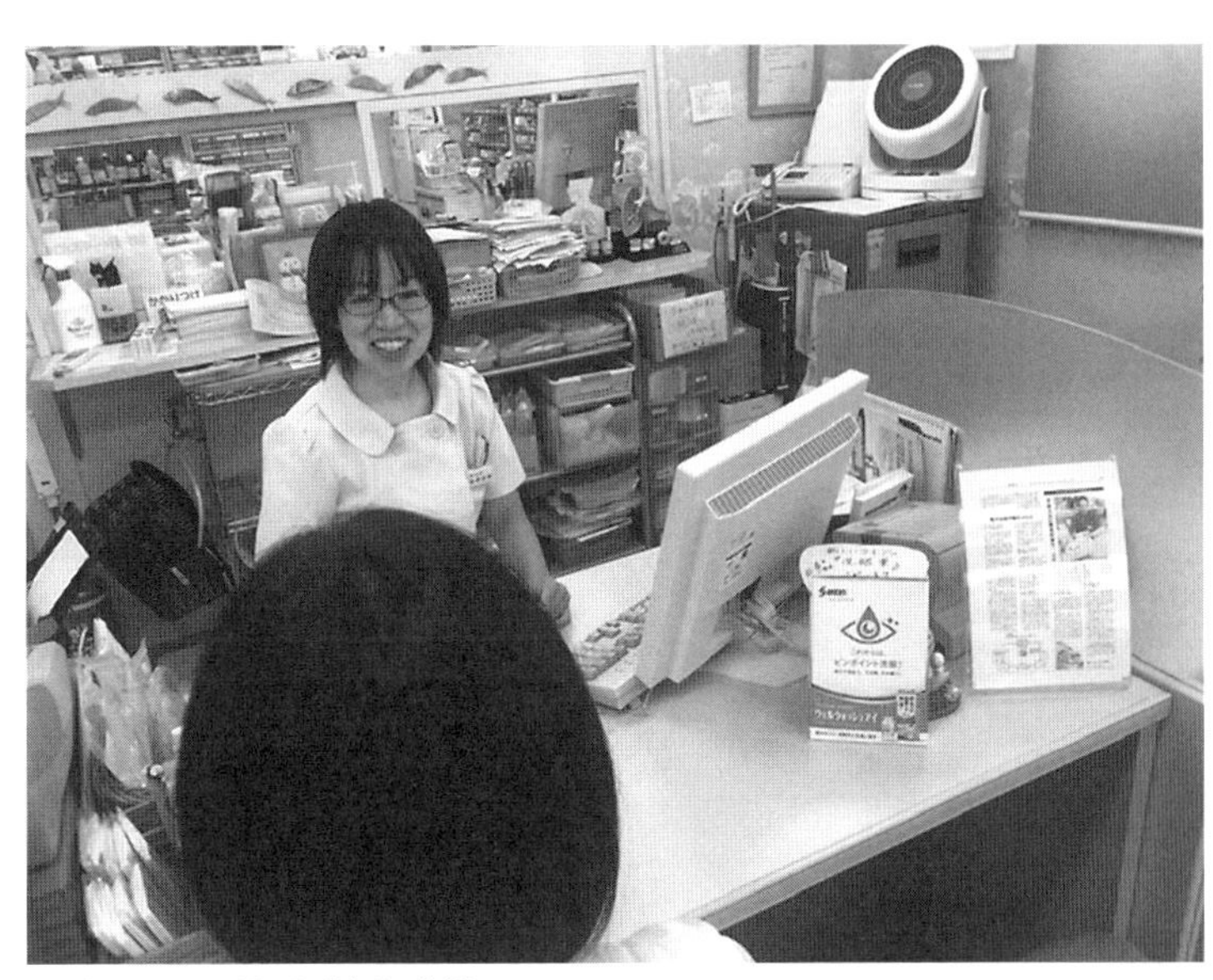

薬の専門家として活躍の場が広がる薬剤師

療機関の体系化が行われた。この改正で、医療の担い手として「医師、歯科医師、薬剤師、看護婦」と「薬剤師」が明記された。そして、１９９７（平成９）年には、薬剤師倫理規定（日本薬剤師会制定）が30年ぶりに改定された。

２００４（平成16）年には薬剤師法、学校教育法が改正され、２００６年４月から薬剤師養成を目的とした大学の薬学課程は４年制から６年制に改定された。

このように、日本での薬剤師の歴史は１００年以上あるが、現在のように活躍の場が広がったのはつい最近のことなのである。薬剤師という職務が制定され、「調剤」の業務から始まり今日に至るまでに徐々にその業務内容が拡大され、現在では医療の担い手として、その立場が確立されてきたのである。

薬害問題・薬害事件

医師や医薬品メーカー、研究者などの努力の結果、医療は戦後60年で急速に発展した。いまだに治療法が解明されていない病気に対しても精力的な研究が各所で進み、新しく開発された医薬品や技術はつぎつぎに医療現場に投入されている。しかし、一方では医療現場におけるさまざまな歪みも表出してきた。

医薬品の品質のみならず、薬事行政のあり方まで指摘された薬害エイズやソリブジンなどの薬害問題について見てみよう。

薬害エイズでは、当初日本ではアメリカで問題になった同性間の性交渉や麻薬の回し打ちよる感染はほとんどなかったが、血液製剤を介しての感染被害が多数にのぼった。すなわち、主に血友病の患者が出血を止める、あるいは予防するための特効薬として用いられた血液製剤（非加熱製剤）のなかにＨＩＶ（ヒト免疫不全ウイルス）が含まれていたために、全血友病患者の約４割にあたる約１８００人がＨＩＶに感染し、うち４００人以上がすでに死亡しているといわれる。血液製剤を介した薬害エイズは、サリドマイドやキノホルム中毒（スモン）、薬害ヤコブ病と同様に、国や製薬企業が適切な対策をとらなかったために拡大した。１人ないし２人分の国内産血液からつくるクリオ製剤を用いる、非加熱製剤を速やかに回収し加熱製剤に切り替える、などの対策を早期にとっていれば、ＨＩＶ感染の拡大は防ぐことができたのである。ところが、数千人の血液を混ぜ合わせてつくる非加熱血液製剤の危険性がアメリカであきらかになってからも、医師はその危険性を患者に告知せず、製薬企業も漫然と輸入と販売を続け、厚生省（現厚生労働省）はなんの対策もとらなかった。

　そもそも日本は、人口に比べて世界

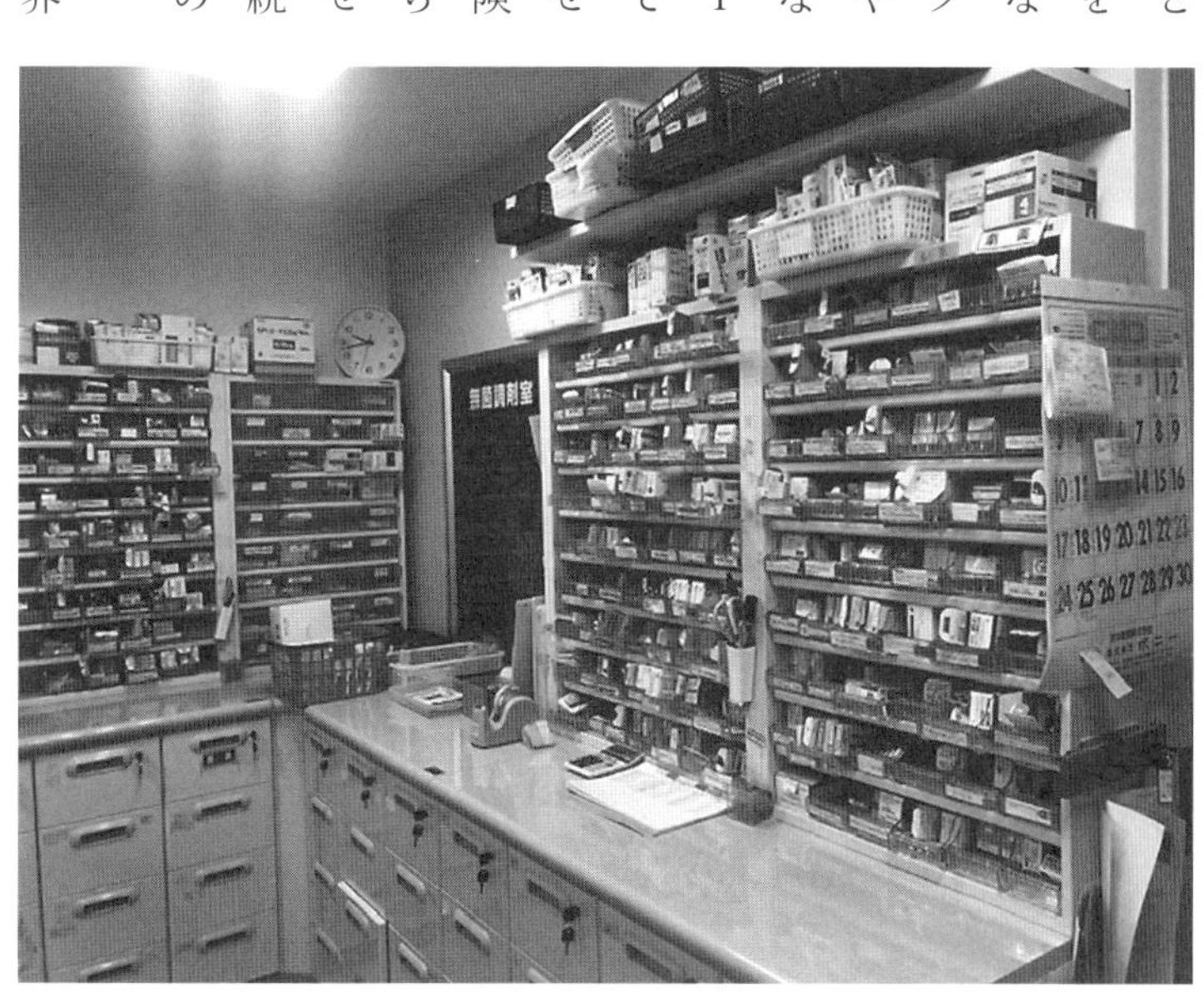

多くの医薬品メーカーが精力的に研究を進め、医薬品がつくられる

の血液製剤消費に占める割合が高く、安易にこれを消費する傾向があった。その結果として、血友病だけでなく各種の病気や手術後の出血予防に血液製剤を投与し、ＨＩＶ感染被害を出すことになったのである。医師が感染を患者に告知しなかったために、患者の配偶者などに二次感染が生じたことも大きな問題であった。

加えて、エイズはその症状がきわめて厳しく、当初は感染して数年以内に死亡することが多かったために、ＨＩＶ感染者たちは激しい差別にさらされることになった。

薬害エイズの被害者たちは、前記の薬害被害者と同様に、この国の薬害を生む構造の被害者なのであり、被害が起こるつど「薬害根絶」が叫ばれながらこのような大きな被害をもたらしたことに、日本の薬事行政や製薬産業、そして日本社会の構造的な問題が表れているといえるだろう。

この結果、薬害エイズは、薬害事件としてはじめて血友病の専門医や厚生省の責任者、および企業の経営者が刑事責任を問われることになったのである。

薬害事件を通して

ソリブジン事件は、日本商事が開発した帯状疱疹治療薬ソリブジンが、１９９３年９月の発売後1年間に15人の死者を出した事件である。その後、治験段階で投与された患者

3人が死亡していたことが判明した。ソリブジンは、がん患者や手術後の患者で免疫力が低下した時にヘルペスウイルスが増殖し、皮膚に帯のように水膨れができる帯状疱疹の新薬として開発された。内服で使用でき、既存の抗ウイルス剤よりも1日の服用量が少なくてすむ利便性があるとされていた。薬の添付文書には、この薬と抗がん剤との併用を避けるよう記されていた。しかし、重大な副作用の恐れがある場合は、特別に「警告」欄を設けて注意を呼びかけるのがふつうであるが、ソリブジンの場合、当初は相互作用の項目に「併用投与を避けること」と記載されているだけで、警告や禁忌の項目には何も記載されていなかった。「警告」欄が設けられたのは死者が出た後の10月12日だった。パンフレットについても、有効性やいかに安全かを示す図が中心で、相互作用についての注意は裏面に小さく記載されているだけだった。

　こうした薬害事件を通して、生命あるいは人間の尊厳にかかわる医療や医療制度は今、社会的な注目を受けながら変革の時を迎えている。医療現場で重要な役割を担う薬剤師も、同様に新たな局面を迎えているのである。

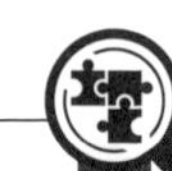

薬剤師の役割

患者一人ひとりに合わせた方法を患者といっしょに考える

情報提供と薬害防止に貢献

現在では薬をつくるのは製薬会社の仕事であり、薬草を見分けていた時代の薬剤師とは違い、薬剤師が直接薬をつくることはめずらしくなった。しかし、医療の発展とともに、薬剤師には薬物治療の情報提供とモニタリングという業務が加わり、安全でかつ有効な医療に貢献するようになっている。

「情報提供」には、最近の「情報開示」の傾向や人権尊重の立場から、治療方法・服用薬について患者に知ってもらおう、知ってもらわなくてはならないという意味合いがある。患者には一人ひとり異なった生活があり、一人ひとり異なった価値観・好みがある。同じ病気でも、患者が違えば治療法も治療薬も違ってくる。現代では、同じ〝治る〟にしても、できるだけ患者の日常生活に合った方法を、患者といっしょに考える時代なのである。

超高齢社会となった現代は慢性疾患が多くなり、患者は長く薬を飲み続けなくてはならない。そうするとどうしても薬を飲み忘れたり、飲むのをやめてしまったり、反対にあちこちの病院から薬を処方してもらっていっしょに飲んだりするケースが現れる。また、どんな薬にもある副作用を早めに見つけ、それを未然に防ぐためにも、患者に薬についての知識をもってもらうことが必要である。薬剤師は今、このような仕事もしているのである。

医薬分業の原点とわが国の場合

医師が処方箋を書き、それを薬局で調剤する「医薬分業」の歴史は、毒殺防止の目的でフリードリヒ2世が１２４０年ごろに医薬分業を法化する薬事法を制定したことが原点である。日本の場合、明治政府が医学の発展のために招いたドイツ陸軍軍医少佐のL・ミュルレルらの意見を受けて、１８７４（明治7）年に「医制」が制定され、「医師タル者ハ自ラ薬ヲ鬻クコトヲ禁ス　医師ハ処方書ヲ病家ニ附与シ相当ノ診察料ヲ受クヘシ」「調薬ハ薬舗主薬舗手代及ヒ薬舗見習ニ非サレハ之ヲ許サス」と医薬分業を定めた。その後、１８８９（明治22）年に薬律、１９６０（昭和35）年に「薬事法」「薬剤師法」が制定されたが、薬剤師法第19条に「薬剤師でない者は、販売又は授与の目的で調剤してはならない」の文に加え、医師、歯科医師、獣医師がみずからの処方箋にしたがってみずから調剤する場合にはその限りではないという記載が加わった。当時、大きな薬価差（卸値と保険請求金額の差）があったために多くの医療機関は院内での調剤を実施していた。実質的には１９７４（昭和49）年、保険での処方箋料の引き上げにより処方箋を発行する動きが高まるまで、これは続いた。この年が「医薬分業元年」と呼ばれる。その後分業率は右肩上がりとなり、その後上昇カーブは落ち着いたものの、医薬分業率は74％を超えている。

ところで、いまだ「病院で薬をもらったほうが楽だ」「薬局へ行くのは面倒である」という患者からの意見もちらほらみられる。しかし、病気の治療という生命にかかわる医療において、「利便性」だけを追求するのは危険である。医薬分業はそもそも患者の命の安全を確保するためにつくられたチェック制度なのである。

医薬分業のメリット

医師が診察、診断し、患者へ処方箋を交付し、薬局が調剤を行って患者に薬剤交付をする、医薬分業のメリットは種々ある。

１．医科薬価差益の抑制で医薬品の患者への過剰投与が抑制される。

２．かかりつけ薬局で患者ごとの薬剤服用歴や、体質、既往歴を管理する（薬歴管理）

ことで医薬品の重複投与、相互作用、副作用のチェックができ、安全な薬物治療が可能になる。

3．薬局薬剤師による十分な服薬指導によって、患者が自分の薬について正しく理解し、副作用等に対する不安を解消することで、前向きに医療に取り組めるようになる。

4．薬局薬剤師が、患者ごと個別に服用状況や体調変化をフォローアップすることで、処方薬の効果確認と副作用の早期発見ができる。

5．処方医側からしてみると、自施設の医薬品の採用備蓄にしばられず、患者に最善の処方の確保ができる。

6．医療機関も、医薬品は使用期限があり、備蓄管理にも人手がかかるので、廃棄ロスと管理コストの削減になる。

7．処方箋は服用する患者自身に交付されるので、患者への情報開示となる。

社会的意義と役割

医薬分業によって、患者に有効で安全な薬物療法を確保できることは、薬剤師の大きな社会的存在意義であるが、薬剤師法第1条にある通り、薬剤師の社会的役割は、「調剤、医薬品の供給その他薬事衛生をつかさどることによつて、公衆衛生の向上及び増進に寄与し、もって国民の健康な生活を確保するもの」である。つまり薬にかかわることを中心としながらも、国民の健康な生活を確保するべく深くかかわる重要な職業なのである。そして、薬剤師の仕事は時代とともにより広がり、深まっていく。近年、薬剤師に求められるさらなる役割をつぎに見ていこう。

日本の医療事情の変化と地域包括ケアシステム

日本の高齢化率は、総人口が減少するなかで65歳以上の者が増加することにより上昇を続け、２０３６年に33・３％で３人に１人が65歳以上となる。２０４２年以降は、65歳以上人口が減少に転じても上昇を続け、２０６５年には38・４％に達して、国民の約２・６人に１人が65歳以上となる社会が到来すると推計されている。高齢化の要因は大きく分けて、①年齢調整死亡率の低下による65歳以上人口の増加、②少子化の進行による若年人口の減少、の二つである。

65歳以上の人口増加にともない、日本は超高齢化という、かつて経験したことのない時代へと入る。ここで課題となるのは医療費の増大である。２０１８年に厚生労働省が発表した平成29年度国民医療費の概況では、「団塊の世代」が75歳を迎え、高齢者人口が３６７７万人に達する２０２５年には、認知症高齢者数は約３２０万人になると推計される。

２０１７年の国民医療費は42兆１３８１億円、人口一人当たりの国民医療費は33万２０００円、国民医療費の国内総生産（ＧＤＰ）に対する比率は７・８１％、国民所得（ＮＩ）に対する比率は10・７６％である（図表１）。

そして、一方で少子化によって日本が誇る社会保障制度は存続の危険にさらされている（図表２）。

薬局は健康情報拠点

この問題を解決するために、わが国は「地域包括ケアシス

図表１ 国民医療費・対国内総生産・対国民所得比率の年次推移

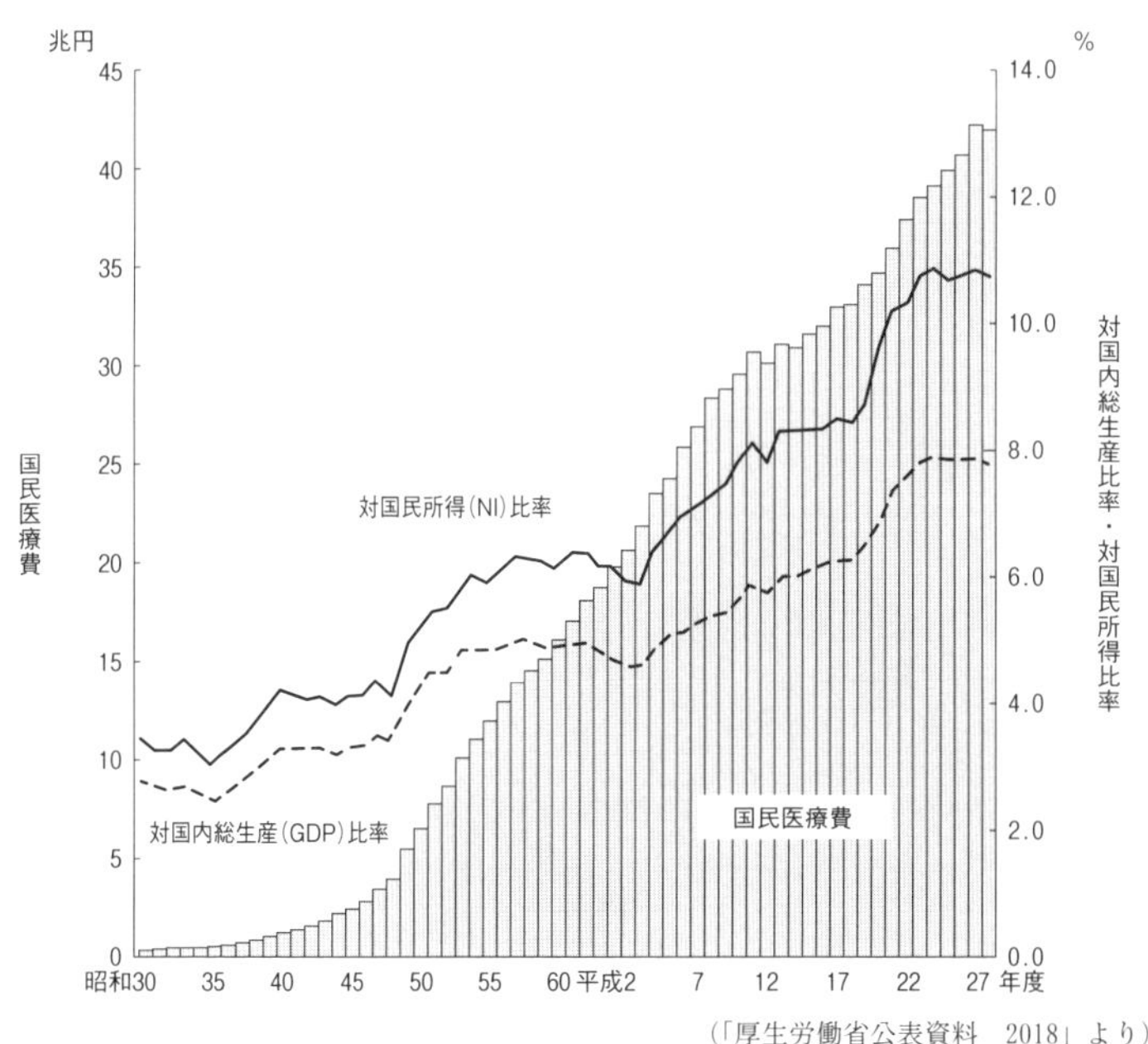

（「厚生労働省公表資料　2018」より）

図表2　診療種類別国民医療費構成割合

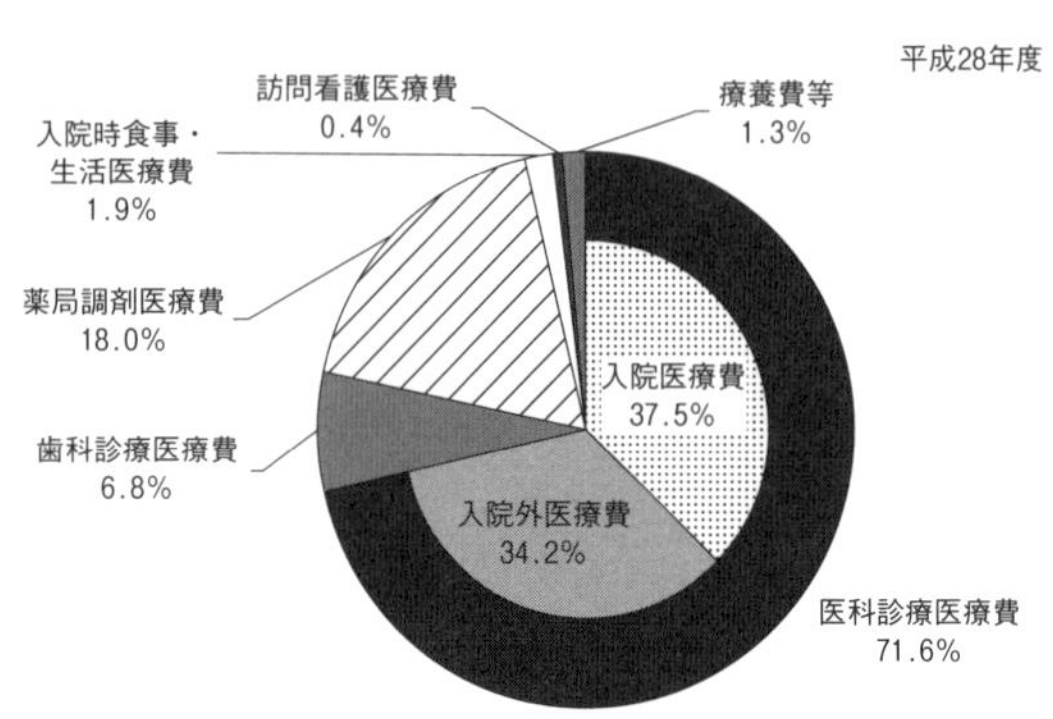

（「厚生労働省公表資料　2018」より）

テム」の構築を進めている。これは、「団塊の世代が75歳以上となる2025年をめどに、重度な要介護状態になって住み慣れた地域で自分らしい暮らしを人生の最後まで続けることができるよう、住まい、医療、介護、予防、生活支援が一体的に提供される」（厚労省）、中学校区の規模で行うシステムであり、いってみれば地域全体を医療機関、介護機関とみなしていくことを目標につくられている（図表3）。そのさい、予防・健康管理の推進に関する新たな仕組みづくりとして、「薬局を地域に密着した健康情報の拠点として、一般用医薬品等の適正な使用に関する助言や、健康に関する相談、情報提供を行う等、セルフメディケーションの推進のために薬局・薬剤師の活用を促進する」と閣議決定で発表された。のちに健康情報拠点という名称は検討されて「健康サポート」

に変更されたが、これは薬局が地域の健康ステーションとして国によって位置づけられた、きわめて重要な決定である。

医薬分業の原点「かかりつけ薬局」

医薬分業の急速な発展は、病院の門前でほぼ保険調剤のみを扱う、いわゆる「調剤薬局」の乱立を招いた。同時にドラッグストアでの一般薬の価格競争激化で、昔から地域にあった販売を中心とした個店薬局は激減した。

日本薬剤師会は20年以上前から、1人の患者がどの医療機関で診察を受けても、処方箋は1つの「かかりつけ薬局」で調剤してもらい、自分の情報を管理してもらう「面分業」を推進しているが、患者が利便性を重視して診察を受けた医療機関の門前にある薬局で薬をもらう

図表3 地域包括ケアシステム

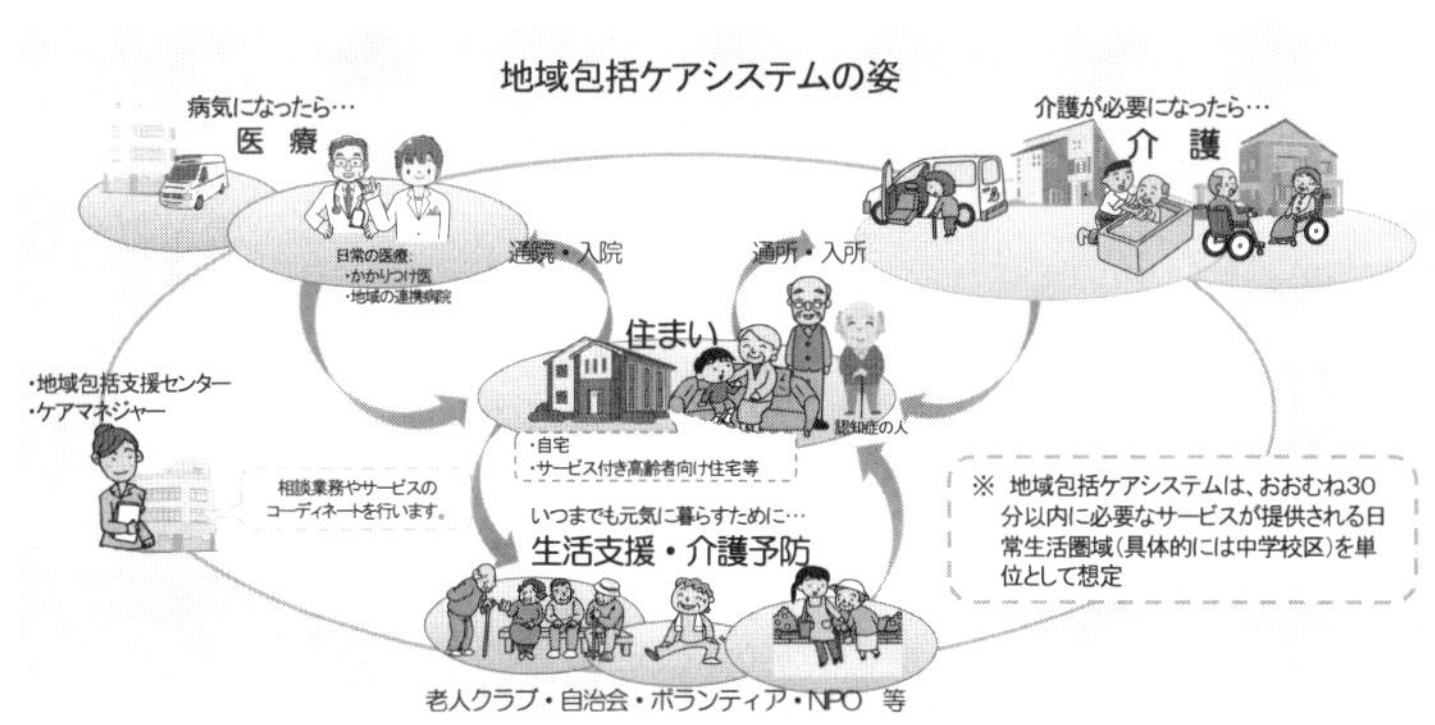

（厚生労働省ホームページより一部改編）

図表4　患者のための薬局ビジョン

健康サポート機能
健康サポート薬局
☆ 国民の病気の予防や健康サポートに貢献
・要指導医薬品等を適切に選択できるような供給機能や助言の体制
・健康相談受付、受診勧奨・関係機関紹介 等

高度薬学管理機能
☆ 高度な薬学的管理ニーズへの対応
・専門機関と連携し抗がん剤の副作用対応や抗HIV薬の選択などを支援 等

かかりつけ薬剤師・薬局

服薬情報の一元的・継続的把握
☆ 副作用や効果の継続的な確認
☆ 多剤・重複投薬や相互作用の防止
○ ICT（電子版お薬手帳等）を活用し、
・患者がかかる全ての医療機関の処方情報を把握
・一般用医薬品等を含めた服薬情報を一元的・継続的に把握し、薬学的管理・指導

24時間対応・在宅対応
☆ 夜間・休日、在宅医療への対応
・24時間の対応
・在宅患者への薬学的管理・服薬指導
※ 地域の薬局・地区薬剤師会との連携のほか、へき地等では、相談受付等に当たり地域包括支援センター等との連携も可能

医療機関等との連携
☆疑義照会・処方提案
☆副作用・服薬状況のフィードバック
・医療情報連携ネットワークでの情報共有
☆医薬品等に関する相談や健康相談への対応
☆医療機関への受診勧奨

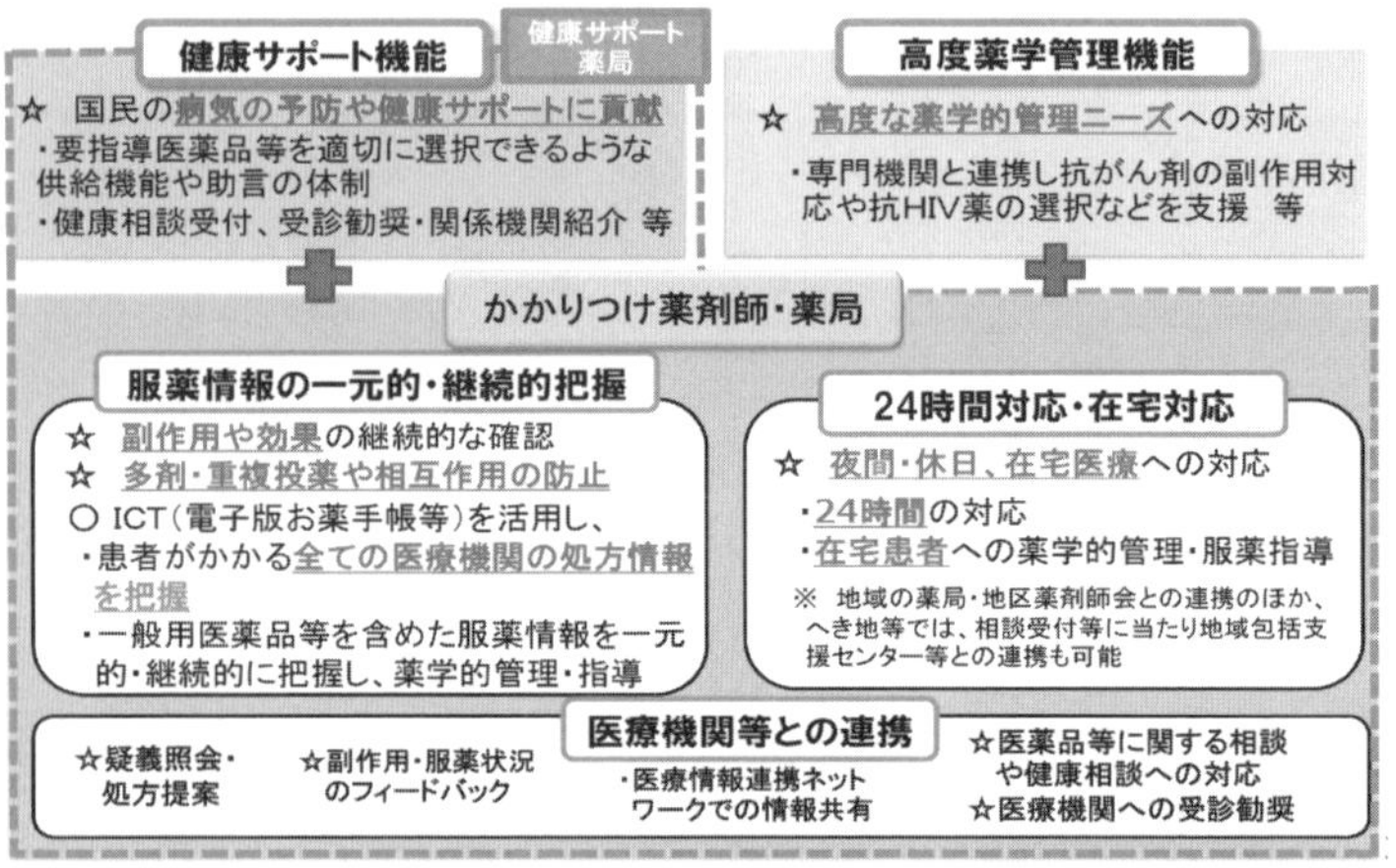

（厚生労働省ホームページより）

「点分業」が改善されない状況が問題になっていた。厚労省は2015年に患者本位の医薬分業の実現に向けて、「患者のための薬局ビジョン」（図表4）を発表し、薬局はかかりつけ薬剤師機能と、24時間対応、医療機関などとの連携、健康サポート機能、さらに高度な薬学管理を行うべきと明記された。

そして「かかりつけ薬剤師指導料」が保険算定項目となった。

かかりつけ薬剤師の重要性

「かかりつけ薬剤師」となるには薬局勤務経験3年以上、「研修認定薬剤師」という資格を取得していることなどの要件を満たし、患者の同意を経て、その患者

が服用する処方薬、一般薬、健康食品などを一元管理して服用状況、副作用や飲み合わせなど安全性のチェックを行い、24時間の対応でさまざまな情報提供、相談を応需する存在である。筆者が行った調査では、患者の約半数がかかりつけ薬剤師の存在を「必要」「あるとよい」と考えており、「必要ない」との回答は3・5パーセントであった（図表5）。また、患者はかかりつけ薬剤師に対しては十分な経験年数と研修経験を求めていることがわかっている（図表6）。

健康サポート薬局の誕生

薬局の業務体制や設備について一定の基準に適合する薬局が、都道府県知事に届け出を行うことにより、「健康サポート薬局」である旨の表示ができる制度が2016年10月にスタートした。健康サポート薬局は、「かかりつけ薬剤師・薬局の基本的な機能に加え、国

図表5 患者が思う、「かかりつけ薬剤師」制度の必要度

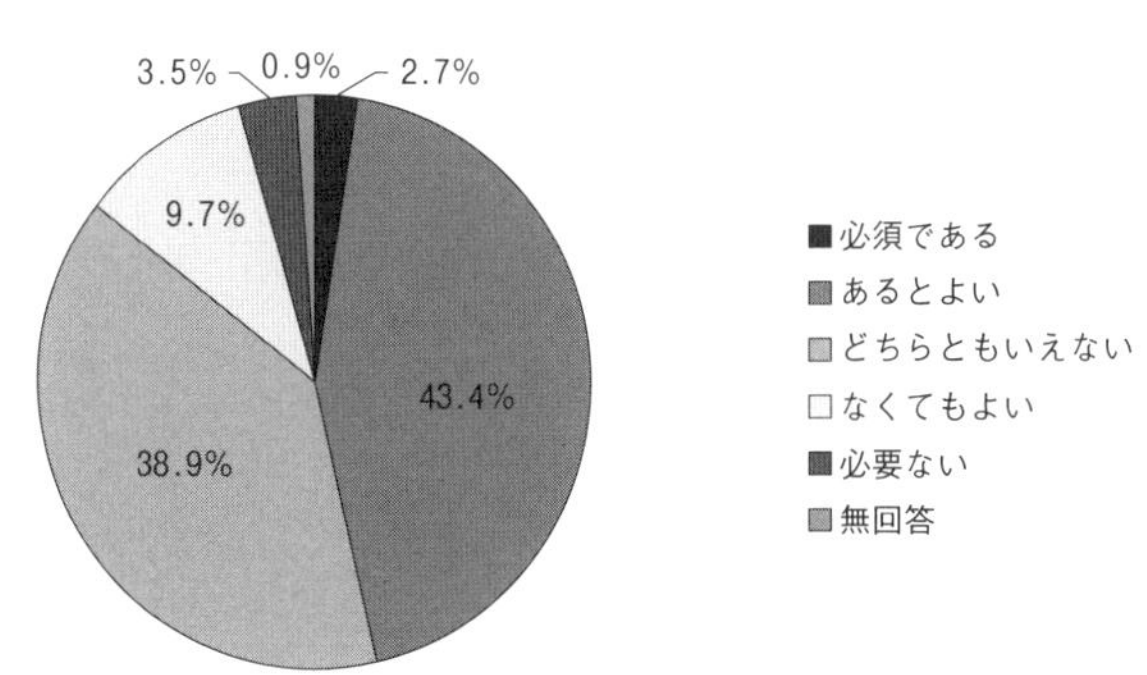

図表6 患者が思う「かかりつけ薬剤師」となるための必須条件

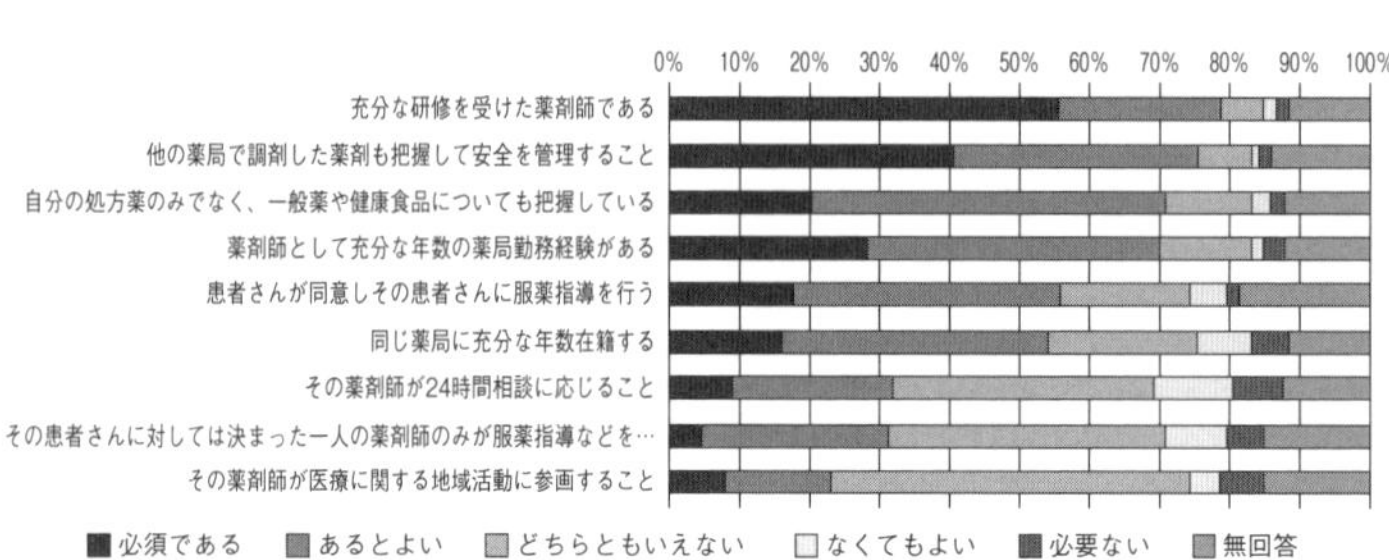

民による主体的な健康の保持増進を積極的に支援する機能を備えた薬局」と規定される。具体的には、「かかりつけ薬剤師」機能に加え、①適切な受診勧奨（医療機関へ受診するように勧めること）、②連携機関の紹介（地域包括支援センター、居宅支援介護支援事業所および訪問看護ステーション、健康診断や保健指導の実施機関、健康センターなどの行政機関・介護予防・日常生活支援総合事業など）、③要指導医薬品、一般用医薬品、介護用品および衛生材料などの供給、④地域住民への健康維持増進その他のための健康講座についての定期実施が義務付けられている。

多機能な「薬局」の有用性

現在、志ある多くの薬局が、保険調剤だけに特化せずに「処方箋を持たずとも気軽に入って健康相談ができる薬局」をめざして奮闘している。一般用医薬品のアドバイスはもちろん未病予防のためのサプリメント、スーパーフードなどの健康食品や、店頭でのHbA1c（糖尿病の指標）などの簡易検査も行い、疑わしい結果はすぐに地域の医療機関へ紹介状を書いて受診勧奨を行う。外来処方箋の調剤を行っていた患者が入院すれば、退院時の共同指導にも参加してスムーズに患者が自宅で服薬できるように配慮する。そして在宅療養の患者のために医療介護職とチームを組んで、患者宅を訪問し、薬剤の説明にとどまらず必要に応じて介護用品や衛生用品、栄養剤を提供する。さらに禁

図表7 地域包括ケアシステムにおける薬局の位置

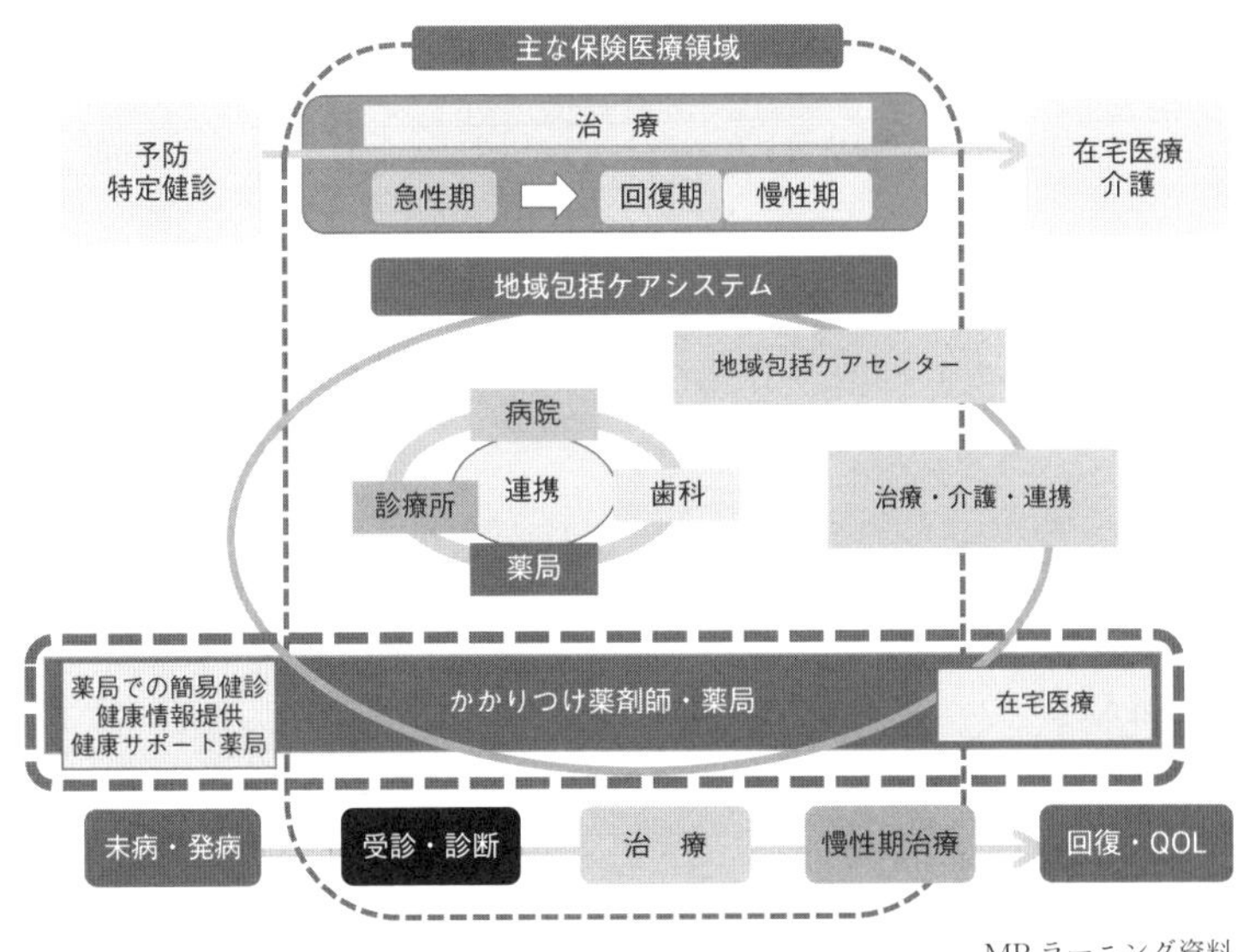

MP ラーニング資料

煙支援や認知症の早期発見、薬物乱用防止対策への取り組みなども行うのだ。もともと薬剤師の責務に「公衆衛生の向上」があり、災害時に必発する感染症予防のための消毒薬や脱水予防の補水剤を用意することもできる。そして地域の住民を対象に多彩なテーマで健康教室を実施している。２０１９年12月には医薬品医療機器法（薬機法）と薬剤師法が改正され、薬局・薬剤師に関して、服薬期間中のフォローの義務化と、新たな薬局機能認定制度などが盛り込まれた。健康サポート薬局制度に加え、抗がん剤を服用している患者の副作用や服用状況のサポートを医療機関と連携して行える「専門医療機関連携薬局」と、在宅療養患者のケアなど地域医療のために医療介護関係機関と連携できる「地域連携薬局」である。それぞれの薬局が具体的に特化した機能をもち、貢献することが社会に求められているといってよいだろう（図表７）。

薬剤師の仕事が正しくあるために

日本薬剤師会は１９６８年に「薬剤師倫理規定」を制定し、１９９７年には全面改定を行った。その後、約20年のあいだに医薬分業の進展や、医療法において薬局が医療提供施設に位置づけられるなど、薬剤師をとりまく環境は大きく変化した。そうした変化をあらためて議論したうえで２０１８年３月、新たな行動規範を公表した（図表８）。

図表8 薬剤師行動規範

1．任務
薬剤師は、個人の生命、尊厳及び権利を尊重し、医薬品の供給その他薬事衛生業務を適切につかさどることによって、公衆衛生の向上及び増進に寄与し、もって人々の健康な生活を確保するものとする。
2．最善努力義務
薬剤師は、常に自らを律し、良心と他者及び社会への愛情をもって保健・医療の向上及び福祉の増進に努め、人々の利益のため職能の最善を尽くす。
3．法令等の遵守
薬剤師は、薬剤師法その他関連法令等を正しく理解するとともに、これらを遵守して職務を遂行する。
4．品位及び信用の維持と向上
薬剤師は、常に品位と信用を維持し、更に高めるように努め、その職務遂行にあたって、これを損なう行為及び信義にもとる行為をしない。
5．守秘義務
薬剤師は、職務上知り得た患者等の情報を適正に管理し、正当な理由なく漏洩し、又は利用してはならない。
6．患者の自己決定権の尊重
薬剤師は、患者の尊厳と自主性に敬意を払うことによって、その知る権利及び自己決定の権利を尊重して、これを支援する。
7．差別の排除
薬剤師は、人種、ジェンダー、職業、地位、思想・信条及び宗教等によって個人を差別せず、職能倫理と科学的根拠に基づき公正に対応する。
8．生涯研鑽
薬剤師は、生涯にわたり知識と技能の水準を維持及び向上するよう研鑽するとともに、先人の業績に敬意を払い、また後進の育成に努める。
9．学術発展への寄与
薬剤師は、研究や職能の実践を通じて、専門的知識、技術及び社会知の創生と進歩に尽くし、薬学の発展に寄与する。
10. 職能の基準の継続的な実践と向上
薬剤師は、薬剤師が果たすべき業務の職能基準を科学的原則や社会制度に基づいて定め、実践、管理、教育及び研究等を通じてその向上を図る。
11. 多職種間の連携と協働
薬剤師は、広範にわたる業務を担う薬剤師間の相互協調に努めるとともに、他の医療・介護関係者等と連携、協働して社会に貢献する。
12. 医薬品の品質、有効性及び安全性等の確保
薬剤師は、医薬品の創製から、供給、適正な使用及びその使用状況の経過観察に至るまで常に医薬品の品質、有効性及び安全性の確保に努め、また医薬品が適正に使用されるよう、患者等に正確かつ十分な情報提供及び指導を行う。
13. 医療及び介護提供体制への貢献
薬剤師は、予防、医療及び介護の各局面において、薬剤師の職能を十分に発揮し、地域や社会が求める医療及び介護提供体制の適正な推進に貢献する。
14. 国民の主体的な健康管理への支援
薬剤師は、国民が自分自身の健康に責任を持ち、個人の意思又は判断のもとに健康を維持、管理するセルフケアを積極的に支援する。
15. 医療資源の公正な配分
薬剤師は、利用可能な医療資源に限りがあることや公正性の原則を常に考慮し、個人及び社会に最良の医療を提供する。

薬剤師は世に存在するすべての薬剤について知っている必要がある

医薬品とは

薬剤師は薬の専門家であり、世にある薬すべてについて知っている必要があるといってよいだろう。では、薬はいったいどんなものがあるのだろうか。

医薬品とは、「医薬品、医療機器等の品質、有効性及び安全性の確保等に関する法律」、通称「薬機法」という法律で以下のように定義されている。

第1章　総則　第二条　この法律で「医薬品」とは、次に掲げる物をいう。

一　日本薬局方に収められている物

二　人又は動物の疾病の診断、治療又は予防に使用されることが目的とされている物であつて、機械器具等（機械器具、歯科材料、医療用品、衛生用品並びにプログラム〈電子計算機に対する指令であつて、一の結果を得ることができるように組み合わされたものをいう。以下同じ。〉及びこれを記録した記録媒体をいう。以下同じ。）でないもの（医薬部外品及び再生医療等製品を除く。）

三　人又は動物の身体の構造又は機能に影響を及ぼすことが目的とされている物であつて、機械器具等でないもの（医薬部外品、化粧品及び再生医療等製品を除く。）

薬機法では医師、歯科医師、薬剤師などの医薬関係者に医薬品の有効性、安全性、適正使用のための知識と理解を深め、適正な情報提供を求めるとともに、国民に対しても、「国民は、医薬品等を適正に使用するとともに、これらの有効性及び安全性に関する知識と理解を深めるよう努めなければならない。」（第一条の六）とうたわれている。国民の自覚についてもふれているのが特徴的である。また、医薬品以外に、医薬部外品、化粧品についても管轄している。どれも主に人体や動物に直接使用するものである。

医薬品、医薬部外品、化粧品以外の薬や化学物質については、それぞれ管轄する法律が異なる。

一部をあげると、農薬などの毒劇物は、労働安全衛生法、農薬取締法があり、消費者に関連するものは、食品衛生法や、家庭用品品質表示法などがある。環境保護の観点から科学物質審査規制法や、水質汚濁防止法、土壌汚染対策法、廃棄物処理法など、身のまわりの化学物質についても、公衆衛生向上の知識が必要となる。薬学部ではこれらすべてを学ぶこととなり、薬剤師には幅広い知識が求められる。

医薬品の分類

医薬品は、医療用医薬品（主に保険医療に用いられる医薬品）とOTC医薬品（処方箋がなくとも薬局やドラッグストアで買える医薬品）に分類される。

医療用医薬品には、医師の処方箋がなければ患者に販売授与してはならない「処方箋医薬品」とそれ以外の医薬品があるが、災害時など例外を除き、基本的に医療用医薬品は医師の処方箋に基づいて患者に交付され薬剤服用歴管理簿（薬歴）に記録される。

OTC医薬品は、処方箋がなくとも販売授与できるが、図表9のように、安全性を基準に分類されている。要指導医薬品は薬剤師が対面のみで書面による情報提

図表9 OTC 医薬品の分類

<table>
<tr><th colspan="2">OTC 医薬品分類</th><th>対応する専門家</th><th>販売者から
お客様への説明</th><th>お客様からの
相談への対応</th><th>インターネット、
郵便等での販売</th></tr>
<tr><td colspan="2">要指導医薬品</td><td rowspan="2">薬剤師</td><td>対面で書面での情報提供（義務）</td><td rowspan="4">義務</td><td>不可</td></tr>
<tr><td rowspan="3">一般用医薬品</td><td>第 1 類医薬品</td><td>書面での情報提供（義務）</td><td rowspan="3">可</td></tr>
<tr><td>第 2 類医薬品</td><td rowspan="2">薬剤師
または登録販売者</td><td>努力義務</td></tr>
<tr><td>第 3 類医薬品</td><td>法律上の規定なし</td></tr>
</table>

「くすりと健康の情報局」ホームページより

供をともなって販売できるものであり、第1類医薬品は薬剤師が書面での情報提供を行うことが義務となっている。

要指導医薬品は、医療用医薬品をOTC医薬品にスイッチしたもの（スイッチOTCという）が中心である。また第2類医薬品と第3類医薬品は薬剤師または登録販売者が販売できることになっている。登録販売者は都道府県で試験を受け、合格した後に薬剤師がいる店舗で実地に業務を積むことが必要とされている。

医薬品分類と薬効分類

現在わが国は、すべての国民が何かしらの医療保険に加入している国民皆保険制度があり、病気になって医療機関に行っても、健康保険証を提示すれば1割から3割の自己負担額の支払いで医療サービスを受けることができる。ほかに乳児医療などの補助制度があれば、自己負担がまったくない場合もある。そしてそこで使われる医薬品は薬価基準収載品目リストに収載されていなければならない。毎年新しい医薬品が開発され、この薬価基準に収載される。一方で医薬品は有効性と安全性を確認するため再評価も受ける。その結果不適切とされればリストから外される。2019年9月の時点で、内服薬1万942品目、注射薬4032品目、外用薬2466品目、歯科用薬28品目である。合わせると1万７４６８品目がわが国の保健医療で使われていることになる。

この品目の多さはつぎに述べる「後発医薬品」も含まれているからで、同じ成分を複数の企業が発売し、それらがリストに載っていることで数が増えているのである。

また、医薬品の分類としては、「類似薬選定のための薬剤分類」リストがある。これは、中央社会保険医療協議会（診療報酬改訂を審議する会議）が薬価制度改革（保険請求時の薬の値段を国で決める制度）の基本方針に基づき、類似薬効比較方式にかかわる類似薬選定の透明化を図るために作成されている医療用医薬品成分の分類で、薬価算定における薬理作用類似薬を判断するうえでの基礎資料となるものである。薬効別に１７９の分類があり、薬効分類コードがつけられている。たとえば、全身麻酔薬は１１１、鎮咳薬は２２２、血液代用剤は３３１、糖尿病用剤は３９６である。

後発医薬品の推進について

新しい医薬品の開発には長い年月と巨額の費用がかかるので、製薬企業は新規薬剤について必ず特許を取得する。特許は通常20年間（または25年間）有効であり、この薬を「先発品」と呼ぶ。開発企業は20年間独占製造や販売を行うことで、開発コストを取り戻し、利益を出すのである。その間ほかの会社は同じ医薬品をつくることができない。そして特許が切れると、多くの会社が同じ成分を後発医薬品（ジェネリック医薬品）として製造販売する。後発医薬品は、新薬に比べて開発コストが抑えられる。国はそれゆえに後発医薬品の薬価を先発品より下げて設定する。

これにより、保険医療での薬剤費用を抑え、膨らんだ医療費を抑制しようとしているのである。かつては他の国に比べてわが国の後発品の使用率は十数パーセントと非常に低かった。しかし政府は後発品の使用促進を強く推進し、２０１９年時点で薬局での保険調剤における後発品の割合は77・１％と大幅に向上した。

薬の名前は三つある

医薬品は名前を三つもっている。一つめは構造名であり、化学構造式命名規則にのっとりつけられる名前である。この名称は薬剤師を含む化学者が見ればその薬の構造がほぼわかるものである。もう一つは開発者がつける固有名詞。これを一般名という。もう一つは販売会社がつける商品名である。たとえば、アスピリンはあまりにも有名な商品名であるが、一般名はアセチルサリチル酸であり、構造名は2-アセトキシ安息香酸である。分子式は2-$(CH_3CO_2)C_6H_4CO_2H$ となる。

先発品は、覚えやすく間違えにくいように商品名をつける。しかし特許が切れて一度に後発品が発売されるようになった時、それぞれが個性豊かな商品名をつけてしまうと、別の薬と認識されて、重複投与の危険が生じる。また、処方医にとっても紛らわしく覚えにくい。そこで最近は後発品が発売された時に一般名を商品名に用い、後ろに社名をつける方法が一般的である。たとえば、アムロジピン錠５ｍｇ（社名）という具合である。また、処方ミスや、調剤ミス、そして患者の理解度を高めるために一般名処方がかなり普及している。医師が処方箋に商品名ではなく、一般名で処方することによって、複数ある後発医薬品を薬局で選ぶことができる。

薬剤師の職場

薬局、病院、企業など多様化し専門化する職場で活躍

多岐にわたる薬剤師の職場

６年制の薬学部の卒業生は、どのようなところで働いているのだろうか。２０１９年現在、６年制の薬学部は国立大学14校、公立大学４校、私立大学58校（２０２０年開設を含む）である。私立大学の約６割の卒業生がドラッグストアを含む薬局に就職する。

また昨今は、病棟に薬剤師を常駐させるために病院の採用求人も増えている。一方、製薬会社のＭＲ（医薬情報担当者）や研究開発職は採用数が減る傾向にあり、代わって製薬会社の委託を受けて治験を行う企業の採用がやや増えている。一部の学生は公務員試験や行政の採用試験を受けて保健所などに勤務する。ほかにも化学薬品会社、化粧品会社や食品会社に就職する者もいる。

それでは、主な就職先と、そこでの薬剤師の仕事についてもう少しくわしく見ていこう。

薬局で働く薬剤師

①認可を得てから業務開始

薬局を開こうとすると、まず保健所に事前相談をすることから始まる。薬局は厳しい許認可業務であり、建物の構造設備、そして置くべき備品、働く薬剤師について規定があるからである。さらに保険調剤をするために地方厚生局にも図面を持って相談に行き、保険調剤の認可を受けなければ処方箋を調剤することができない。正しい医薬分業であるために、近隣の医療機関との関係性も申告する。医療機関と金銭面や経営面で繋がりがないことを証明しないといけないのである。

②外来調剤と服薬コミュニケーションが必須

薬局の業務は幅広い。外来の患者が持参する処方箋を受け取り、薬局にあるその患者の薬歴を出して前回処方との相違や、その時のやりとりで今回確認すべきことをチェックする。薬の取り揃えも、錠剤を棚から取り出すだけではなく、散剤を計量して分包したり、軟膏を数種類混合したり、小児の水薬を計量するなど技能が必要な業務もある。高齢者で一度に数種類の薬を服用する場合には、飲み間違いや飲み忘れを防ぐために専用の分包機で1回分ずつパックすることもある。

技能以上に重要なのが、その患者に薬の効果がきちんと出ているのか、副作用が出ていないかをチェックすることである。また、患者のアドヒアランス（治療にとりくむ意欲）を確認することも重要である。

誰でも病気にはなりたくないものである。それでも病気と診断され、薬が処方されると、「私が病気なんて」「副作用が心配」「いつまで飲めばいいのかしら」など、不安に駆られる患者も少なくない、そのような患者の薬物治療に関する迷い、不安、不満などを聞きだし、不安を解消する説明をしたり、副作用の初期症状を伝えて、それを感じた時にどのようにすればよいかを伝えたりするコミュニケーションが薬剤師にはとても必要である。

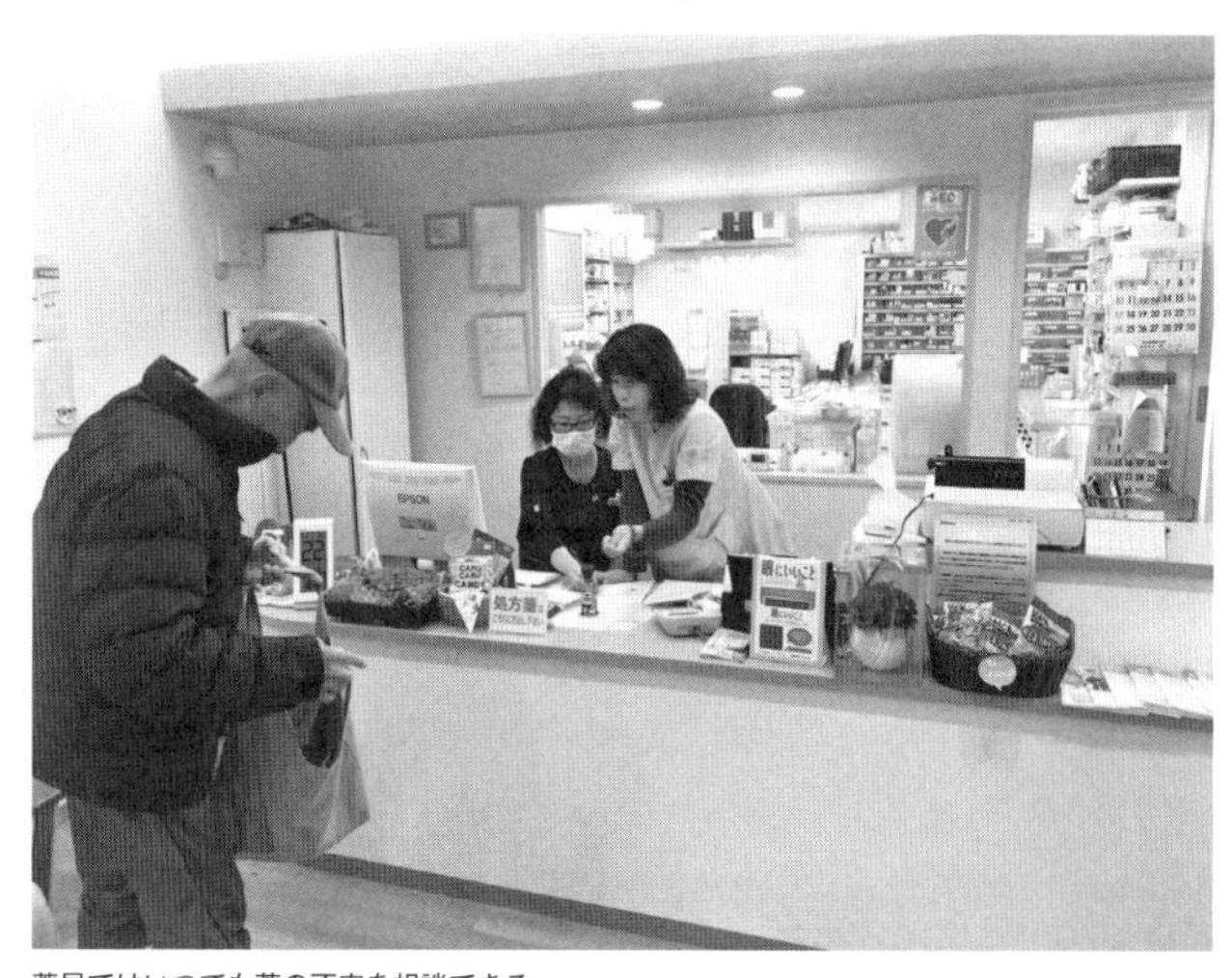

薬局ではいつでも薬の不安を相談できる

薬剤師は患者に「指示通り飲んでください」と言うだけでは不十分である。図表10は行動科学のシーソーモデルである。患者が適切な保健行動を起こすかどうかは動機と負担がシーソーになっており、動機が重ければ負担は軽くなり、負担が重ければ動機が吹っ飛んでしまう。薬剤師は患者の動機を高めるコミュニケーション、つまり、その薬をきちんと服用した時のメリットと、服用しない時の危険を伝えるのと同時に、負担を軽くするコミュニケーション、副作用の不安解消や、飲みやすい剤形や服用時のアドバイスを行うことで、患者が前向きに服用してくれるようサポートを行う。また、シーソーの台のところにある丸は、患者の主観的世界（ナラティブという）を表しており、安定しない。患者は

図表10

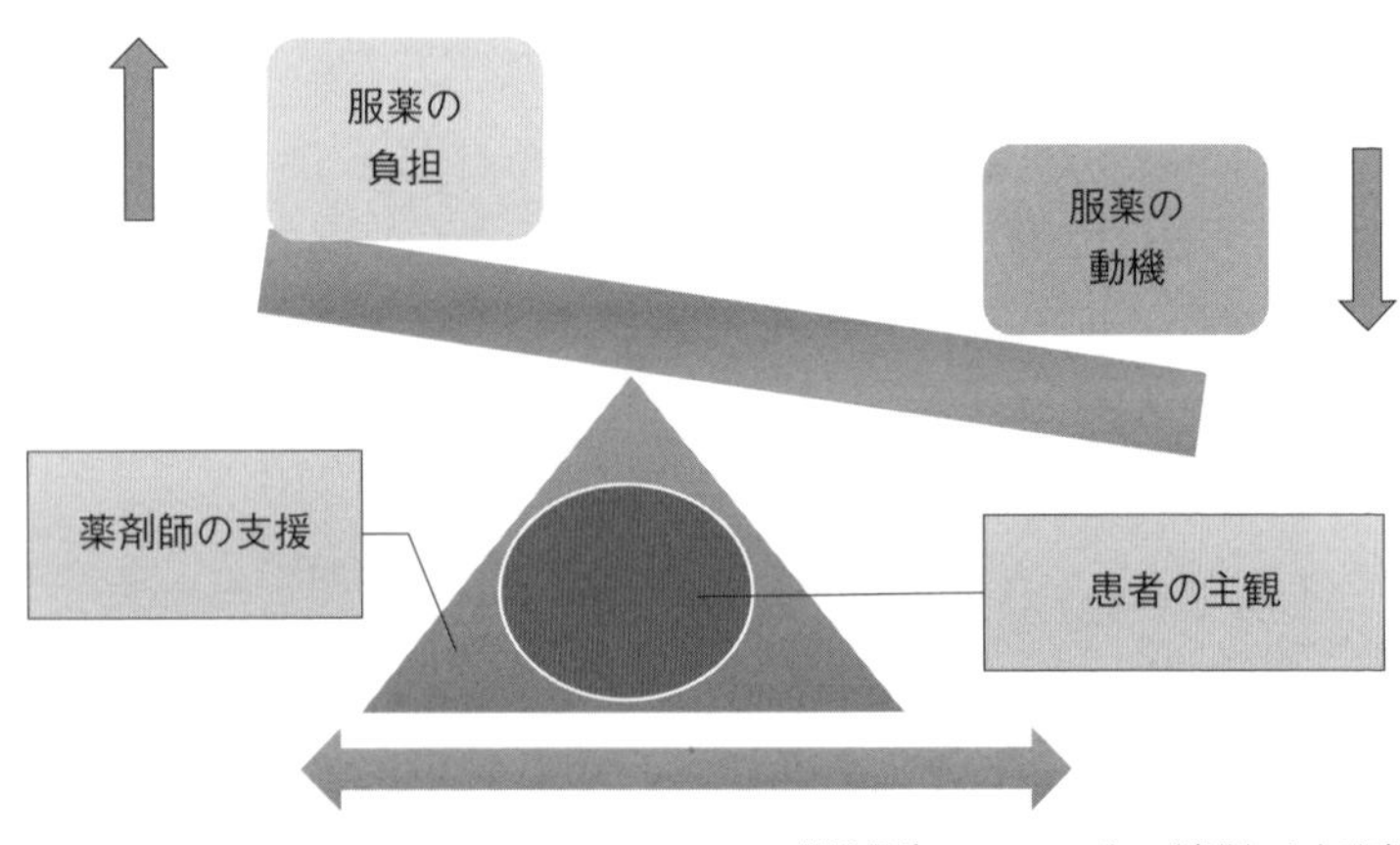

保健行動シーソーモデル（宗像）より改変

時にはとても不安になって、服薬をやめたり、自己調節をすることがある。これは治療がその患者の人生に影響しているせいであり、薬剤師はじめ医療従事者は患者の主観的世界、ナラティブを無視できない。薬剤師は患者の話をしっかり聞き、何がその患者の治療の妨げになっているのかを理解し、対処しないといけないのである。

③在宅訪問でのケア

超高齢社会であっても、医療の高度化と医療費削減の目的で、現在入院日数はどんどん短縮化されており、多くの入院患者を自宅療養に戻す方向が顕著である。外来通院が困難な患者が自宅に帰った場合は、最適な医療や介護を受けられるよう、医療従事者や介護従事者が患者宅を訪問する在宅医療が進んでいる。かかりつけの薬局薬剤師も医師の訪問指示があれば、月に2回は報酬を請求して訪問できる。訪問先では、処方薬を服薬カレンダーにセットしたり、残薬の調製を行う。さらに、患者のようすを見て、血圧を測ったり、生活状況などを把握し、それを医師や訪問看護師、ケアマネジャーなどと共有することで質の良いケアができるようになる。ケア担当者会議や、入院患者が地域に戻る時に行われる退院時共同指導に出席する薬剤師も増えてきた。地域で行うチーム医療である。

薬局のなかには、無菌調剤室を備え、輸液の調製を行えるところもある。また、介護用品を仕入れて届けたりもできる。地域にはさまざまな患者がおり、個別にていねいなニーズに応えられるのも、地域の保険薬局の強みといえる。

④予防未病、セルフメディケーションの担い手

国の施策である地域包括ケアの重要ポイントは、病気や介護状態になっても住み慣れた地域で生活者がずっと暮らせる仕組みづくりである。そのなかで薬局は、小規模・多機能で小回りが利く重要な施設である。処方箋がなくても立ち寄れて、健康相談ができる薬局、サロンのように健康情報を得られる場が求められている。生活者は健康食品やサプリメントを摂取していることもあり、薬剤師は薬の説明時に、そうした飲み合わせについてもアドバイスをする。薬局のなかには簡易検査室を設置し、糖尿病の指標となるHbA1c（ヘモグロビンエーワンシー）の検査を行って、正常値を超える人には医療機関への受診勧奨を行うなど、病気の重症化予防を行う薬局、健康教室を開催して地域の方に正しい健康知識を知ってもらう試みを積極的に行っている薬局も増えてきた。薬局薬剤師は、地域の健康マルチスペシャリストといえよう。そのような取り組みを学会発表や論文を通して広く知らせ、薬剤師のレベルアップに貢献する薬剤師も増えている。

病院・診療所で働く薬剤師

医療の高度化により、病院で働く薬剤師は専門性を高めようと努める人が多い。病院で

は、ＮＳＴ：栄養管理チーム、緩和ケアチーム、ＩＣＴ：感染制御チーム、医療安全管理チームなど、多職種で取り組む場合が多くあり、それぞれの専門性を活かすことができる。また、がん専門薬剤師、糖尿病指導療法薬剤師など専門薬剤師の資格を取得し、日常業務はもちろん、学会発表や論文作成を通して学術的に貢献する薬剤師も多い。

病院薬剤師はかつては病院の薬剤部のなかで製剤、調剤を行っていたが、アメリカのクリニカルファーマシー（病棟に薬剤師が常駐し、薬学的ケアや処方提案を行う）の影響で１９８５年にはじめて薬剤師が病棟に上がり、ベッドサイドで患者への服薬指導を行うことが診療報酬で認められた。以降、現在は病棟に常駐し入院患者の薬学的ケアを行うことが日常になった。また医薬品情報室（ＤＩ室）に薬剤師が常駐し、病院内の医師やほかの医療従事者への医薬品の情報提供を行うこと、院内で使用する医薬品を選定し、より有効性、安全性、経済性を考慮した使用方法（フォーミュラリー）を作成することも薬剤師の仕事である。昨今は救急救命室にも薬剤師がかかわり、緊急搬送された患者の服用薬に血液凝固阻止薬などないか（あると手術時の止血が困難になる）などを確認するなど、最前線に出て活躍している。さらにがん治療の領域では、抗がん剤の内服薬が増えており、医師の診療を受ける前に「薬剤師外来」として薬剤師がかかわる病院も増えてきた。薬剤師は副作用の症候や服用状況などを聞き取り、医師に副作用対策の処方の提案や抗がん剤の処方変更提案などを行う。薬剤師外来が機能することで、患者の治療中断率が下がったり、副作用の発現が低下するなどの医療費抑制が結果として現れている。

薬剤師外来は「ポリファーマシー（多剤服用状況）改善」や「認知症ケア」などにも範囲を広げ、ますます病院薬剤師のフィールドは幅広くなっている。

製薬会社で働く薬剤師

製薬会社では薬剤師はＭＲ（医薬情報担当者）として病院や薬局の医師、薬剤師などに面会し、医療や薬剤情報を届け、副作用などの情報の収集を行う仕事に就いたり、医薬品の開発として臨床試験のサポートをしたり、マーケティング部門で医薬品の普及にかかわるなどの業務を行っている。ほかに、情報提供の資材づくりや現場からの問い合わせに対応する学術部門での業務に就く者もいる。また、研究所で医薬品の開発にかかわることもある。

もっとも多いのはＭＲ職であるが、昨今は医薬品の情報提供ルールが非常に厳しくなったことと、営業的な仕事の進め方が難しくなったことで、ＭＲの採用数は軒並み減っている。しかし、新薬を世に出し、病気の治療に役立つことで、医療現場の医師や薬剤師、何より患者を笑顔にできる可能性は貴重なものであるといえよう。

連携する職種

現代はチーム医療が主軸であり、薬剤師も薬局、病院において多職種と連携する。たとえば、病院での褥瘡（床ずれ）管理チームを構成する職種とその仕事を見てみよう。

・医師：褥瘡の評価、治療方針の決定および治療。
・医療ソーシャルワーカー：患者本人と家族とも随時情報の共有を行い、早期退院へ繋げる。
・看護師：ベッドサイドで全身状態（栄養状態、皮膚の状態、臥床時間、活動性など）の観察・評価。オムツや寝具の選択、肌の乾燥を防ぐための保湿、皮膚への負担を軽減する身体の動かし方などのケア。褥瘡がある場合は、薬剤やドレッシング材（創傷被覆材）などを用いて適切な処置・ケアを行う。
・管理栄養士：栄養量を算出したうえで、実際の摂取栄養量・不足栄養素・栄養状態を評価して、栄養補給方法を計画立案。患者の嗜好への対応、使用する食品や調理法の決定、栄養補助食品の選択、食事形態（普通食、きざみ食、とろみ食など）の提言、テクスチャー（口当たり・歯ごたえ・舌触りなど）の提言、水分管理の評価、経腸栄養剤における選別の提言。

・義肢装具士：車椅子ユーザーの姿勢保持と褥瘡予防を目的としたシーティングやクッションの提供。義手義足利用者へのケア。

・救急救命士：身体の状態を考慮した移動や体位で患者搬送サービスを行う。心肺機能停止状態など急変した時は、救急救命処置を行う。

・作業療法士：身体の特定の部分に圧迫を受けないよう、日常生活の活動レベルや生活方法に合わせて、ベッドやマットなどの寝具の選定や見直しを行う。治癒促進や予防をするため、福祉用具を用いて治療・指導・援助を行う。

・理学療法士：圧迫が少なくなる（除圧）ように、自力での体位変換の練習や、除圧姿勢を患者と家族などに指導。除圧のためのベッドやマット、車椅子など用具の調整を行う。

・臨床検査技師：血液を分析して、患者の栄養状態や全身状態について情報提供を行う。また褥瘡の原因となっている細菌を特定し、薬剤の効果などについて情報提供を行う。

こうしたチームのなかで薬剤師が担う業務はつぎのようなものだ。

・褥瘡の病態を観察し、治療に使用する外用薬やドレッシング材について、その特性を活かした選定・使用法の提言・指導。薬剤の効果の評価。

・褥瘡周囲の皮膚のたるみなどによる傷の歪みは薬剤の効果が現れにくいため、原因を改善して治療期間の短縮をめざす。

・褥瘡の発症に関係する内服薬の影響を把握し、副作用の防止を図る。

他職種と役割が重なるところもあるが、チーム医療の原則として、「この職種はこれ」と限定してしまうと役割が分断されてしまい、患者の不利益となりやすい。最初から〝効率化〟をめざすのではなく、最終的に患者の満足を高めようという視点から、役割を拡張して業務を重ねていくことが重要である。

たとえば、服薬説明も多職種で行うことで、各職種がもつ専門性を活かすことができる。最初から〝薬剤師の仕事はこれ〟と区切ると、狭くて柔軟性のない仕事となってしまう。多職種が役割を拡張する良さは、「厚みがあるケア」が可能になることだ。

一方で、各職種がそれぞれの教育観点で行うケアは、時として患者に多少の混乱を引き起こすかもしれないことを予測しなければならない。薬剤師は、最初に患者へ「いつでも相談してください」とていねいに接することが必要だ。患者からの質問を積極的に受けることで患者の知識や認識、納得度が高まり、主体的に治療に取り組んでもらうためである。

薬局では特に在宅訪問管理指導（医療保険）や居宅療養管理指導（介護保険）を行うさいに訪問医師、看護師、理学療法士や医療職だけでなく、ケアマネジャー、介護福祉士、ヘルパーなど介護職とも連携することになる。医療職と介護職とでは異なる専門用語もあるため、共通理解できるようなコミュニケーションが不可欠である。

ミニドキュメント 1 在宅訪問と多職種連携で活躍

患者が住み慣れた地域で生活できるように

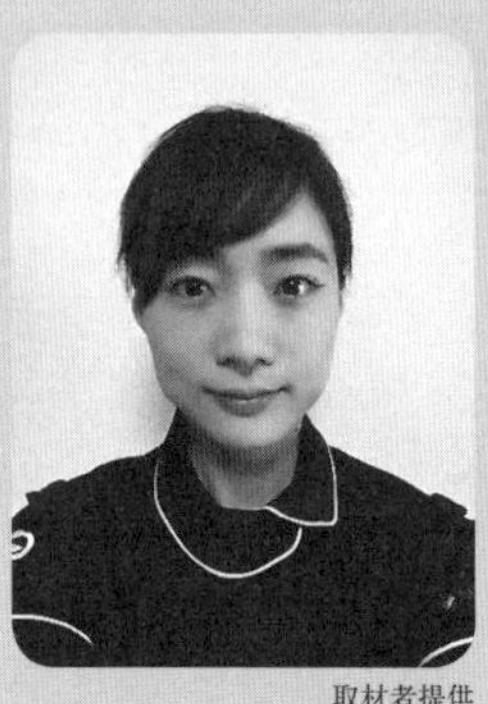

取材者提供

株式会社サン薬局
森麻美子さん

地域医療の担い手として

現在の日本では、近い将来に到来する「超少子高齢社会」における医療、介護、福祉などの社会保障体制の整備は国家的課題となっている。このような社会の流れのなかで、地域における「住まい」「医療」「介護」「予防」「生活支援」の五つのサービスを一体的に提供できるケア体制を構築しようというものが、厚生労働省が推進する「地域包括ケアシステム」である。2025年をめどに、高齢者の尊厳の保持と自立生活の支援を目的として、可能な限り住み慣れた地域で、自分らしい暮らしを人生の最期まで続けることができるような、地域の包括的な支援・サービス提供体制のことである。

薬剤師は地域包括ケアシステムの中での〝地域医療の担い手〟として、地域完結型の医療・介護の体制を整備するため、在宅医療における明確な役割を示し、主体的に取り組むことが求められている。在宅医療は「暮らしを支える医療」であり、患者・家族の生活と治療・医療的な管理などさまざまな視点を総合的に判断しながら、生活のなかに医療を溶け込ませていく必要がある。

在宅医療の分野で活躍

神奈川県で展開するサン薬局で働く森麻美子さんは、在宅で療養する患者の褥瘡治療に取り組み、積極的に多職種連携を行っている薬剤師だ。

褥瘡とは、寝たきりなどによって、体重で圧迫されている部位の血流が悪くなったり滞ることで、皮膚の一部が赤い色みをおび、ただれたり、傷ができてしまうことで、一般的に「床ずれ」ともいわれている。

褥瘡はできてしまうとなかなか治りにくいことが多い。治療をするにも褥瘡のできる原因をそのままにしておいては、せっかくの治療も効果が上がらない。

「多くの病院では褥瘡対策チームが組まれ、多職種連携が実践されています。一方、在宅療養の患者さんには褥瘡に特化した多職種連携はほとんど行われていないのが現状です。訪問する医師一人では患部を確認することが難しく、実際には訪問看護師に現状を聞きながら同じ外用薬を継続処方するケースも少なくありません。皮膚科医や形成外科医の訪問診療は普及していないため、処方する医師の多くは褥瘡治療経験の少ない医師です。現

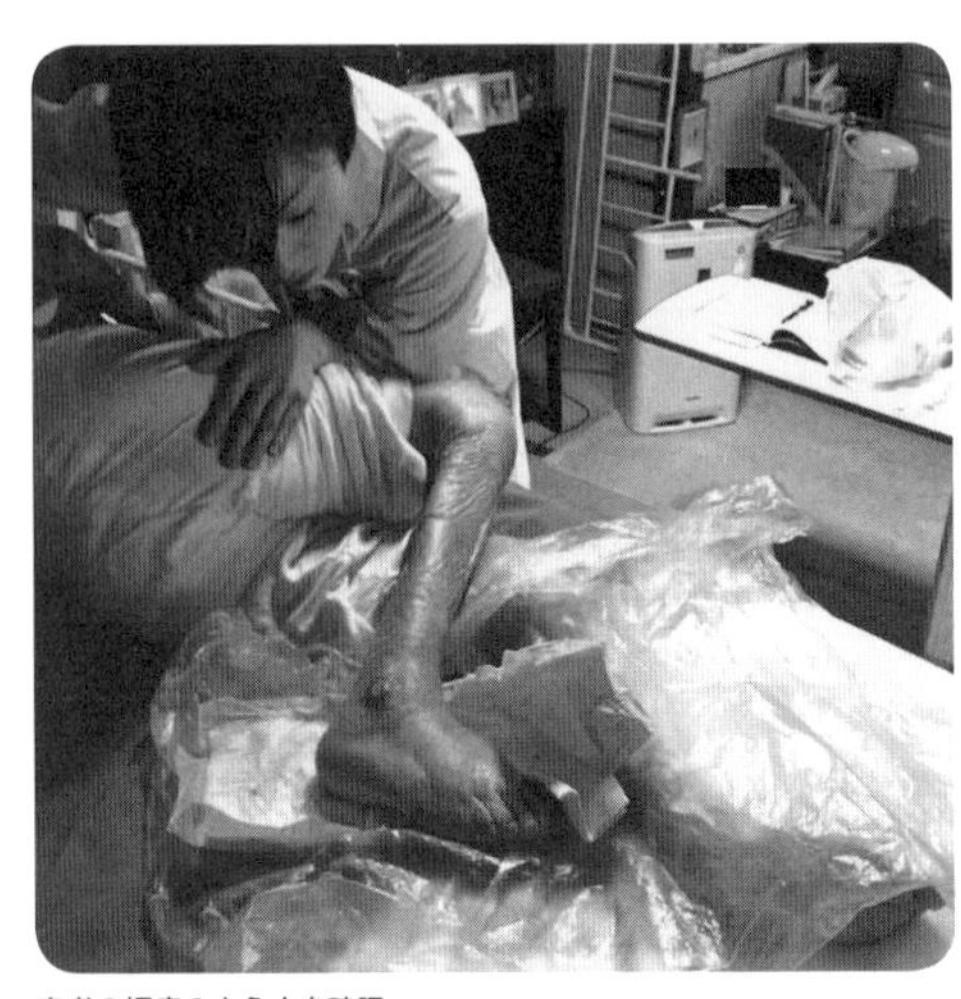
患者の褥瘡のようすを確認

状では、適切な外用薬を選択すること自体が難しいといえます。また、たとえ適切に選択されたとしても正しく使用しないと効果が現れません。さらに、経過に応じて外用薬を変更しなければ、きれいに完治しないのです。

外用薬の変更や変更するタイミングの提案を薬剤師が積極的に行う必要があると実感しています」と森さんは語る。

在宅褥瘡治療の場合、本来は経過確認のためこまめな訪問が必要となるが、現状の調剤報酬・介護報酬では薬局は月4回（がん末期などは月8回）までしか指導料を算定できない。そのため訪問看護師との連携が重要になってくる。

訪問看護師は医療従事者のなかでもっともひんぱんに患者宅を訪問しているので、患部の写真を撮って、医療・介護多職種連携情報共有システムで共有してもらっている。適切な外用薬を選択するうえで滲出液量の変化なども重要なため、必要な情報の共有をお願いし、それらの情報を総合してもっとも適切な外用薬を検討し、医師に処方提案をするようにしているそうだ。

「もちろん、医師といっしょに実際の患部を見て判断に誤りがないことを確認し、必要量も明確に伝えて、処方してもらっています。患者宅で外用薬の混合が必要な場合は訪問看護師と情報共有を図りながら対応しています」

森さんは外用薬の具体的な必要使用量や、外用薬の効果を最大限に発揮させるための使用方法など、薬剤師の視点を活かした助言も行い、多職種連携をしながら積極的な在宅医療に取り組んでいる。

患者を苦痛から解放したい

「在宅医療では、末期がんなど、完治が難しい病気により、残念ながらご自宅で最期を迎える患者さんが多くいます。しかし、褥瘡は適切な治療で治る病気です。褥瘡治療にかかわる薬剤師の仲間を増やし、一人でも多くの褥瘡患者さんが苦痛から解放されることを目標にしています。医療機関向けの褥瘡勉強会の開催や、褥瘡学会などでの発表を通して薬局薬剤師介入の啓蒙活動を行い、在宅療養患者の褥瘡治療における薬局薬剤師の介入効果を証明するため、病院薬剤師や大学薬学部の先生に指導を仰ぎ、データ収集・論文作成も行っています。エビデンス（根拠）を示すことで、薬局薬剤師が介入する効果や必要性を多くの人に理解してもらいたいです」

在宅医療では患者や家族を支えることが求められているが、それは医師だけではできない。森さんのように地域を支える多職種の協働が今後ますます求められている。

ミニドキュメント 2 スポーツファーマシストとして活躍

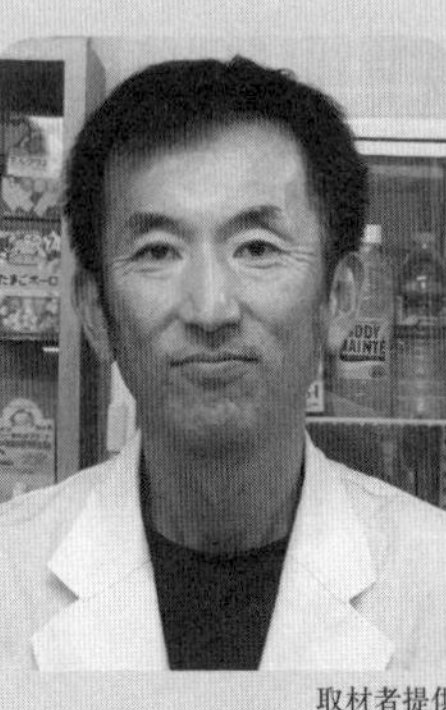

取材者提供

ドーピング違反の可能性を指摘し選手を守る

一般社団法人岡山県薬剤師会 アンチ・ドーピング特別委員会委員長

立花義章さん

スポーツファーマシストとは

オリンピックやワールドカップなど、世界各国の選手が集う大規模な大会で問題になるのがドーピングである。ドーピングとは、スポーツ選手が運動能力を高めるために薬物を使用することであり、不正行為として禁止されている。そこでドーピングを防ぐために、スポーツファーマシストが存在する。

スポーツファーマシストとは、最新のアンチ・ドーピング規則に関する情報・知識をもち、アスリートを含めたスポーツ愛好家に対して、薬の正しい使い方の指導などを行う専門家である。薬剤師の資格をもち、公益財団法人日本アンチ・ドーピング機構（ＪＡＤＡ）が定める所定の課程を修めて公認スポーツファーマシストとして認定される。

わが国で発見されるドーピングの大半は、「うっかりドーピング」である。市販の風邪薬や健康食品、サプリメントなどには、ドーピング規制で禁止されている物質が含まれている場合があり、そうとは知らずに病気を治療する目的で服用して、結果的にドーピング違反になってしまうケースが多いのだ。したがって、うっかりドーピングおよび禁止薬物をスポーツ選手が使用するのを防ぐことがスポーツファーマシストの役割であり、活動目的の中心となっている。

スポーツ大会にかかわる薬剤師

２００９年から公認スポーツファーマシストとして活動している岡山県薬剤師会の立花義章さんは、趣味でランニングやトレイルランニングをしており、大好きなスポーツにずっとかかわりたいという思いから、スポーツファーマシストの資格を取得した。

最近では、公認スポーツファーマシストとして２０１９年９月に茨城県で行われた国民体育大会（国体）に向けての都道府県選手団への情報提供・啓発活動にかかわった。

この時、岡山県選手団壮行式において、岡山県スポーツ協会から依頼を受けた立花さんらはアンチ・ドーピング講習会を開催し、選手、トレーナー、保護者などに向けた講演と相談コーナーを設けて、活動を行った。

立花さんがアンチ・ドーピング活動を始めた初期のころはサプリメントの相談が多かったが、最近は選手本人が「体に摂り入れるものに責任をもつ」という意識が浸透してきているので、摂取するものに関して慎重になってきているという。

「市販の風邪薬で葛根湯を飲んでいるケースがありました。国体選手のメーンは高校生で、親御さんが漢方ならだいじょうぶだろうと思って購入しているのでしょう。葛根湯に含まれる成分のなかで禁止物質とされているのはエフェドリンですが、エフェドリンが禁止されているのは試合の時だけなのです。ふだん飲んでいる場合は問題ありません。しかしながら葛根湯に配合されるほかの生薬成分が定かではないため、ふだんからも飲んでいないほうがいい。もし飲んでいたとしても中止し国体に臨んでもらえれば間に合います。そのためにも、壮行式に相談ブースを設けることには意義があります」

安易に飲まないよう呼びかけ

アンチ・ドーピングの講習会では海外のサプリメントの話をしているそうだ。

「プロテインの海外製品のうち１～３割の製品にはステロイドが入っている可能性があり、輸入製品には気をつけてくださいと講習会では話しています。すると、それを聞いていた選手の保護者の方が相談ブースに飛んでこられたことがありました。お子さんが飲んでいるのがまさに輸入製品のプロテインだったため心配になったようです。講習会で話をすることによって保護者もアンチ・ドーピングを真剣に考えてくれるようになるのだと実感しました。パッと購入した海外製品のプロテインにステロイドが３割の確率で入っているとなると、下手したら３分の１の確率でドーピ

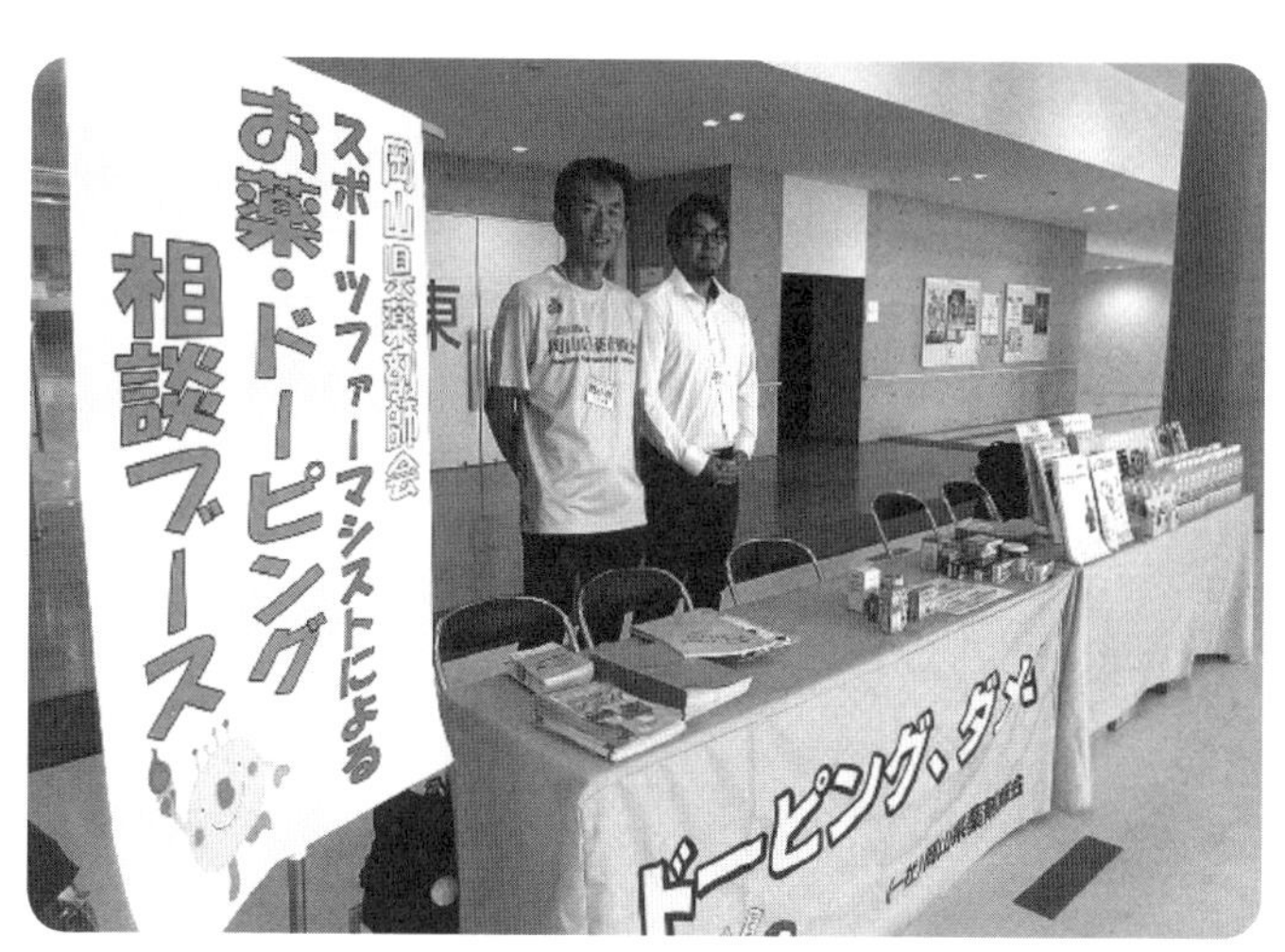

岡山県薬剤師会
スポーツファーマシストによる
お薬・ドーピング
相談ブース
ドーピング、ダメ
岡山県選手団壮行式では相談コーナーを設置し、選手や保護者からの相談を受けつけた

ング違反になる可能性が出てきます。そのリスクをどうとらえるかを選手にしっかりと伝え、安易に飲まないようにと話しています」

現在、立花さんはスポーツファーマシスト同士の情報共有にもっとも力を入れており、仲間とともに全国スポーツファーマシスト連携協議会を立ち上げた。

アンチ・ドーピングに向けた活動が推進される流れのなかで、医薬品の専門家である薬剤師に寄せられる期待は増し、存在感は今後ますます強まる。立花さんら全国のスポーツファーマシストの活躍を期待したい。

ミニドキュメント 3 地域貢献活動で活躍

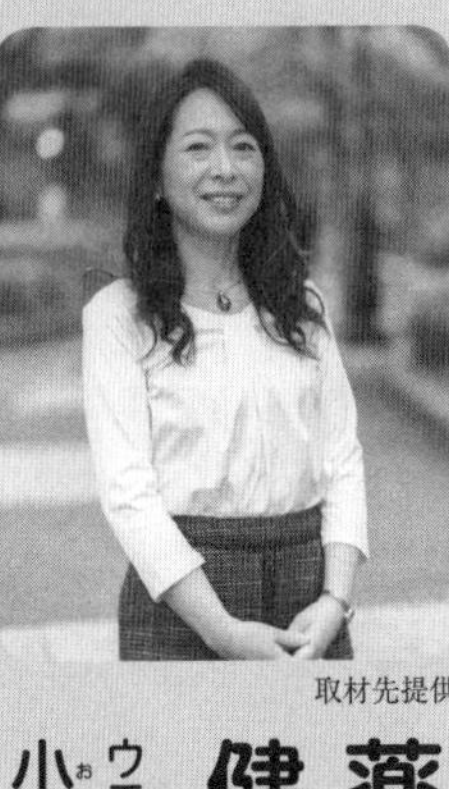

取材先提供

薬剤師は地域に健康を届ける伝道師

ウエルシア薬局株式会社
小原道子さん

「暮らし」と密接する薬局

医療分業が発展する、かなり昔、生活者が病院へ行く前に自分の体調を相談する場所は、地域の薬局だった。薬局では薬剤師が症状を聞いて、病院に行ったほうがいいのかどうかの判断や、病気にならないよう食べ物や運動などで自然治癒力を高め自分の健康を維持すること（セルフメディケーション）などを含めた、健康管理全般の相談業務を行っていたのだ。

処方箋調剤を行う医薬分業が進むにつれ、薬局の薬剤師は「処方箋を読み解く」という新たな技能が必要となった。また、患者それぞれに合わせた服薬指導を行うことが求められた。しかし、薬局では医師のカルテを見ることはできず、処方箋には病名も書いていない。適正な服薬指導を行うための情報が少ないなかでは、患者から得られた情報と薬歴情報を元に、ヘルスリテラシー（医療や健康に関する情報を集め、理解する力）を上げていくことが求められる。

しかしながら、外来診療を受けて服薬を継続していても、病状が緩解しないケース（具合がよくなっていない状態）も多い。また、薬を定期的に服用しているはずなのに、患者から話をよく聞いてみると自宅に薬がたくさん残っている、いわゆる「残薬」の相談も受けることがある。さらに、複数の病院に受診しているためにポリファーマシーの問題（多剤服用・多剤併用により副作用などの有害事象を起こすこと）が生じていることがわかる事例もある。これら薬の問題は、すべて患者の「暮らし」のなかでのできごとであり、生活そのものを見ないと根本的な解決には繋がらないことがたくさんある。

たとえば、糖尿病で薬物治療を行っている患者に、どんなに最新の薬が処方されていても、自宅での食生活が改善されていなければ、服薬だけでは治療は進まない。糖尿病のような慢性疾患の多くは、患者の生活習慣の改善も薬剤師がサポートすることにより、自分らしい生活を送ることができる「健康寿命」を伸ばすことに繋がるのである。薬局の窓口で患者に薬の説明をするだけでは、時間も限られてゆっくり話すことができない。相談できるスペースを設けて、少しずつかつての薬局本来の健康相談機能を高めていくことが重要である。

人が集まる仕組みづくりをスタート

　また、地域の生活者は、治療や介護が必要になる人だけではない。「病気や介護になりにくい環境づくり」も重要である。未病、予防、そして健康状態から介護へ向かう中間の虚弱状態である「フレイル」予防のためのサポートが求められる。薬剤師にはこうした役割も国から期待されているのだ。

　実際には、その地域において薬局が、健康情報の提供と相談窓口の提供ができる場となること、さらには独り住まいの高齢者、高齢者だけの家庭、家族を介護している人などが気軽に立ち寄れる居場所づくりなども薬局ができる地域支援の一つである。

　最初のきっかけとして薬局が居場所づくり、相談会、セミナーなど人が集まる仕組みをつくり、その活動を通じて、地域の人びとの健康に対する意識が向上し、生活習慣や人と人とのつきあい方が変わる（行動変容という）ことが重要だ。薬物治療は、患者が自分で「薬を飲もう」と思い、服薬してはじめて薬剤の効果が出る。地域支援も同じように、最終的には地域住民一人ひとりが「自分の健康のためにこれは大切なことだ」と意義を感じ、自発的行動を起こし、自分たちで健康になっていく、そうした活動を医療従事者としてサポートしていくことが大切なのだ。

　その準備として、薬局薬剤師がしっかりと地域の生活者に寄り添い、そこにある健康ニーズを知り、必要な支援を見つけ、届ける方法を確立していくことが求められる。

　大手チェーンであるウエルシア薬局の小原道子さんがかかわってきた活動の始まりは、

料金受取人払郵便

本郷局承認

4019

差出有効期間
2022年2月28日
まで

郵便はがき

113-8790

(受取人)
東京都文京区本郷1・28・36

株式会社　ぺりかん社

一般書編集部行

購入申込書　※当社刊行物のご注文にご利用ください。

書名	定価[　　円+税] 部数[　　部]
書名	定価[　　円+税] 部数[　　部]
書名	定価[　　円+税] 部数[　　部]

●購入方法をお選び下さい(□にチェック)	□直接購入(代金引き換えとなります。送料+代引手数料で900円+税が別途かかります) □書店経由(本状を書店にお渡し下さるか、下欄に書店ご指定の上、ご投函下さい)	番線印(書店使用欄)
書店名		
書店所在地		

書店様へ:本状でお申込みがございましたら、番線印を押印の上ご投函下さい。

※ご購読ありがとうございました。今後の企画・編集の参考にさせていただきますので、ご意見・ご感想をお聞かせください。

アンケートはwebページでも受け付けています。

URL http://www.perikansha.co.jp/qa.html

書名 No.

●この本を何でお知りになりましたか?

□書店で見て　□図書館で見て　□先生に勧められて
□DMで　□インターネットで
□その他 [　　　]

●この本へのご感想をお聞かせください

・内容のわかりやすさは?　□難しい　□ちょうどよい　□やさしい
・文章・漢字の量は?　□多い　□普通　□少ない
・文字の大きさは?　□大きい　□ちょうどよい　□小さい
・カバーデザインやページレイアウトは?　□好き　□普通　□嫌い
・この本でよかった項目 [　　　]
・この本で悪かった項目 [　　　]

●興味のある分野を教えてください(あてはまる項目に○。複数回答可)。
また、シリーズに入れてほしい職業は?

医療　福祉　教育　子ども　動植物　機械・電気・化学　乗り物　宇宙　建築　環境
食　旅行　Web・ゲーム・アニメ　美容　スポーツ　ファッション・アート　マスコミ
音楽　ビジネス・経営　語学　公務員　政治・法律　その他
シリーズに入れてほしい職業 [　　　]

●進路を考えるときに知りたいことはどんなことですか?

[　　　]

●今後、どのようなテーマ・内容の本が読みたいですか?

[　　　]

お名前	ふりがな [　歳] [男・女]	ご職業・学校名	
ご住所	〒[　－　]　TEL.[　－　－　]		
お買上書店名	市・区 町・村　書店		

ご協力ありがとうございました。詳しくお書きいただいた方には抽選で粗品を進呈いたします。

まさに居場所づくりや、在宅訪問による健康相談であった。1995年から在宅訪問薬剤師としてかかわってきた地域では、現在地域生活者による健康体操の会が定期的に開催されており、たがいが支え合いながら生活をしている。また、〝オレンジカフェ〟と名づけた認知症に関するカフェ活動が派生して、地域生活者で新たなコミュニティーをつくりながら、健康支援をサポートする活動も始まった。小原さんは現在岐阜薬科大学にも在籍し、医療機関やスタッフが不足している地域へ医師、歯科医師、薬剤師がともに出向いて健康相談をする活動も開始しており、それぞれの地域にあった支援方法を模索している。

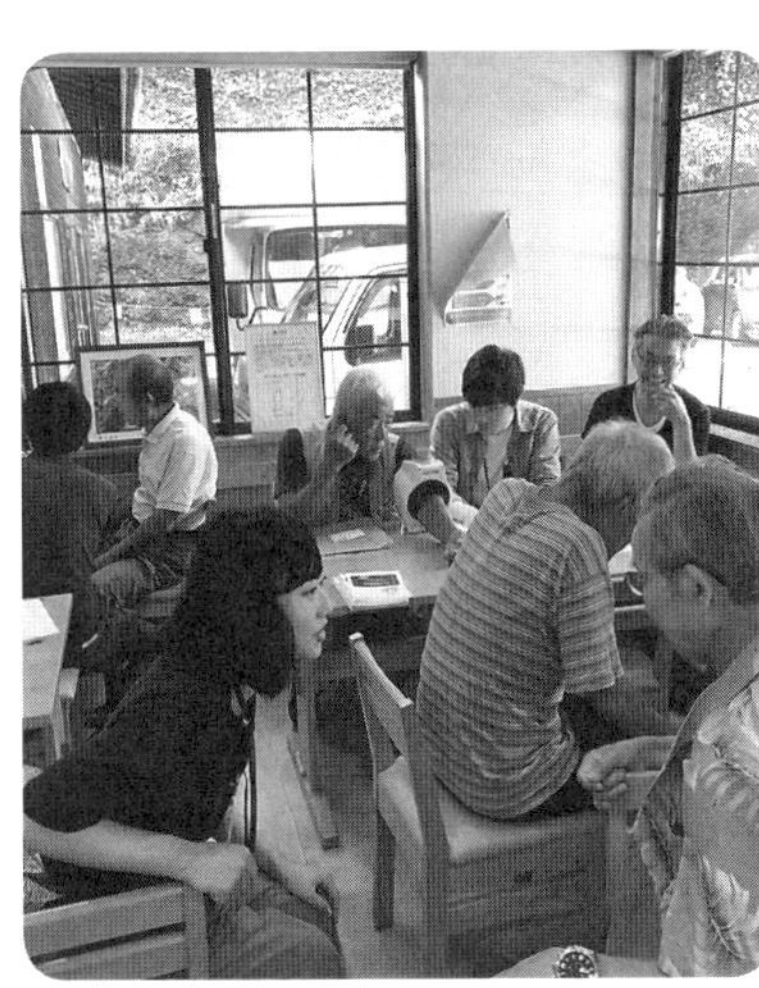
地域へ医師、歯科医師、薬剤師が出向いて健康相談をする

　小原さんたちが試行錯誤をくり返しながら、地域支援に入り、地域生活者とのあいだに「信頼」という絆が生まれた時、今までとは違った景色が見えてくるという。それが健康を届ける伝道師である薬剤師の地域貢献となっていくのだと小原さんは言う。これから薬剤師をめざすみなさんには、薬剤師＝薬を調合するだけではなく、医療従事者として地域をサポートしていく使命もあることを知ってほしい。

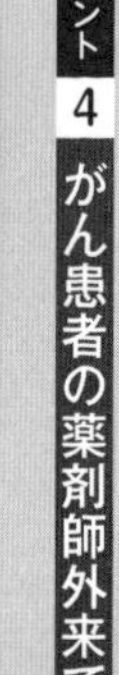

ミニドキュメント 4 がん患者の薬剤師外来で活躍

病院と保険調剤薬局を繋いで がん患者さんのＱＯＬ向上をめざす

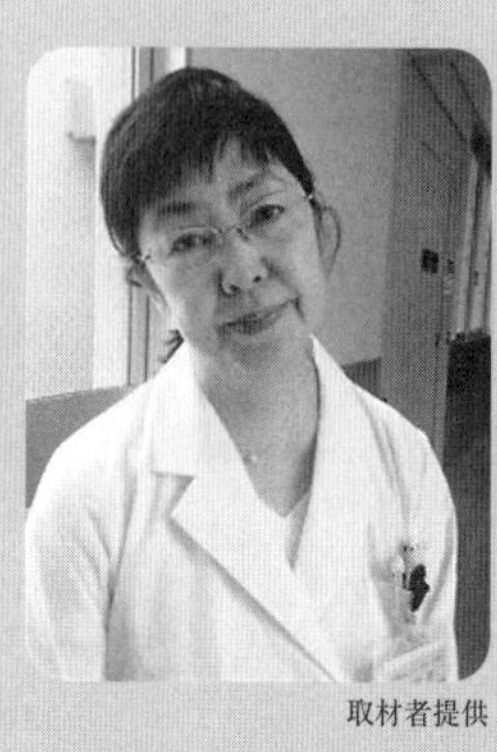

取材者提供

独立行政法人静岡県立病院機構 静岡県立総合病院
木村 緑さん

進歩する、がん医療

日本人の死因第1位である「がん」。その「がん」と闘うため、新しい抗がん剤や複数の薬剤を組み合わせた方法など効果的な治療が現在開発されている。点滴ではなく飲み薬での治療も登場し、入院せずに自宅で治療ができるなど負担の少ない方法もあり、がん医療は進化している。医療技術の進歩や早期発見によって、がん生存率（がんと診断された患者が一定期間を過ぎた後に生きている割合）は１９９０年代後半から上昇している。

治療を受ける人が、それぞれの生活を大きく変えることなく外来で治療を受けることが可能になり、ＱＯＬ（生活の質）も向上している。しかし新しいタイプの抗がん剤はこれまであまり経験しなかった副作用が現れることもある。特に外来で受ける治療は、入院治療のように医師・看護師などが常に近くにいるわけではないため、患者本人が抗がん剤の正しい知識をもち、副作用の種類や現れる時期、対策法を理解して治療を進めていく必要がある。

抗がん剤などの服薬指導を行う薬剤師外来

がん患者の薬剤師外来は、医師の外来診察の前後に行われ、院外処方も含めて内服の抗がん剤などハイリスクな薬の服薬指導を行う。抗がん剤に対する理解を深め、外来治療をより安全に、そして効果的に、また患者が安心して治療が進められるよう薬剤師外来が病院の中で展開されるようになった。

がん患者の薬剤師外来を行っている静岡県立総合病院の薬剤部長、木村緑さんに話をうかがった。

「がん患者への指導で重要なのは、その治療を活かしきることです。がん治療とその他の治療とでは決定的な違いがあります。それは、がんの場合は治療法を患者さんにしっかり伝えて理解してもらい、治療を継続することにより延命する可能性があるということ。薬剤師としていちばんつらいのは、治療に対して適切なアドバイスができなかったために、この治療はこの患者さんには不適だという評価で中止され、寿命にも影響を及ぼす可能性があることです。薬剤師外来では、患者さんから治療に対して大変だという訴えがあったら、この治療をもうちょっとこういうふうにやったら負担なく継続できるかもしれないとアドバイスができます。抗がん剤の設定された量が多すぎるというケースもあるため、このまま治療を進めていくとおそらく患者さんは副作用のつらさで治療を続けるのが難しくなってしまう、そうなっては患者さんにとってもっとも不幸で、主治医にとってもつらいことなので、薬をわかっている薬剤師が適切に治療に介入することで、そのような状況をなくしていけます」

がん治療には複数の治療の選択肢があるケースもあるが、たいへん難しいがんの場合は二つか三つしか治療法がないケース、なかには一つの治療を上手に続けていくしかないケースもあるという。治療の状況を患者にそのままダイレクトには伝えられないが、的確に言葉を選んで伝え患者に寄り添った治療を支援していくことが大切だと木村さんは語る。

患者だけでなく看護師にアドバイスするこ

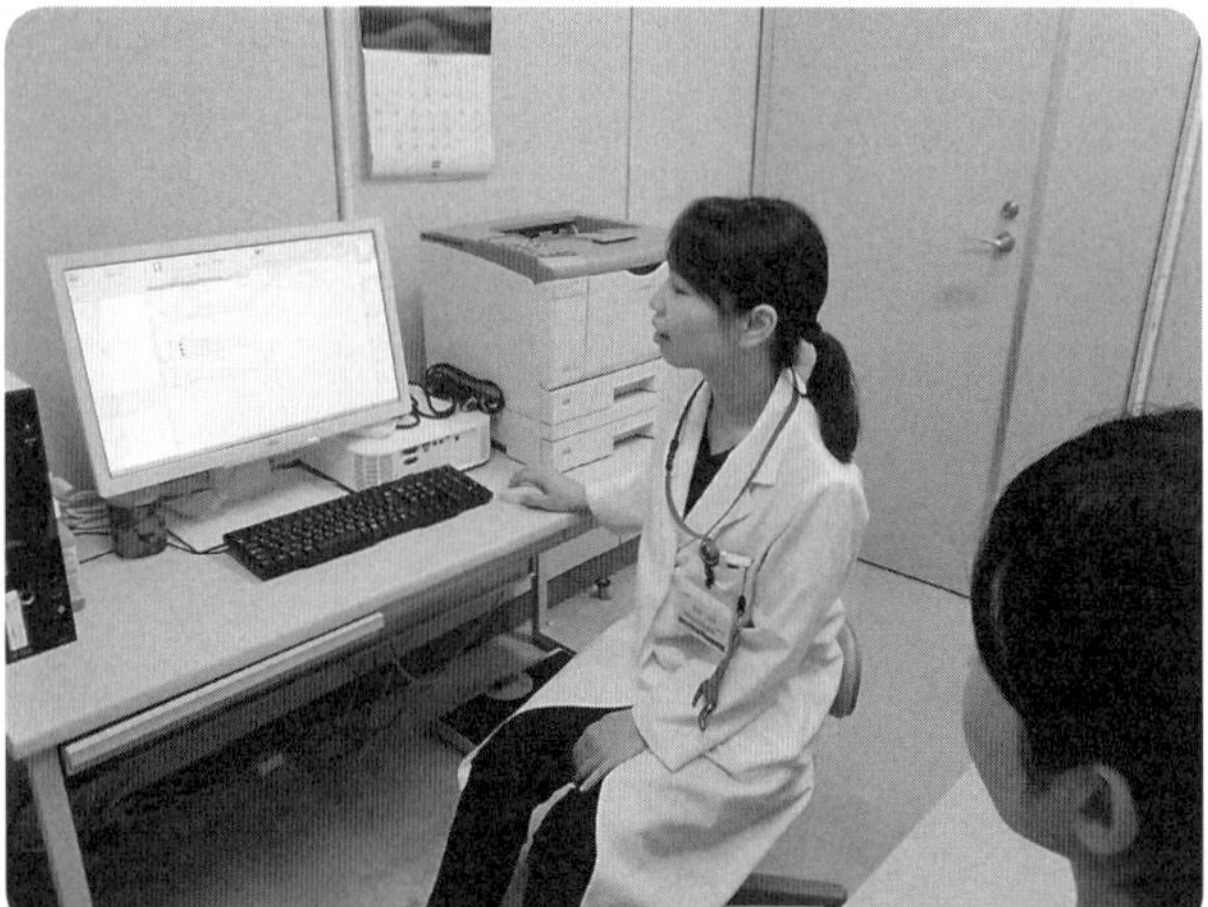

総勢60名の薬剤師をかかえる薬剤部。外来はいつも予約でいっぱい

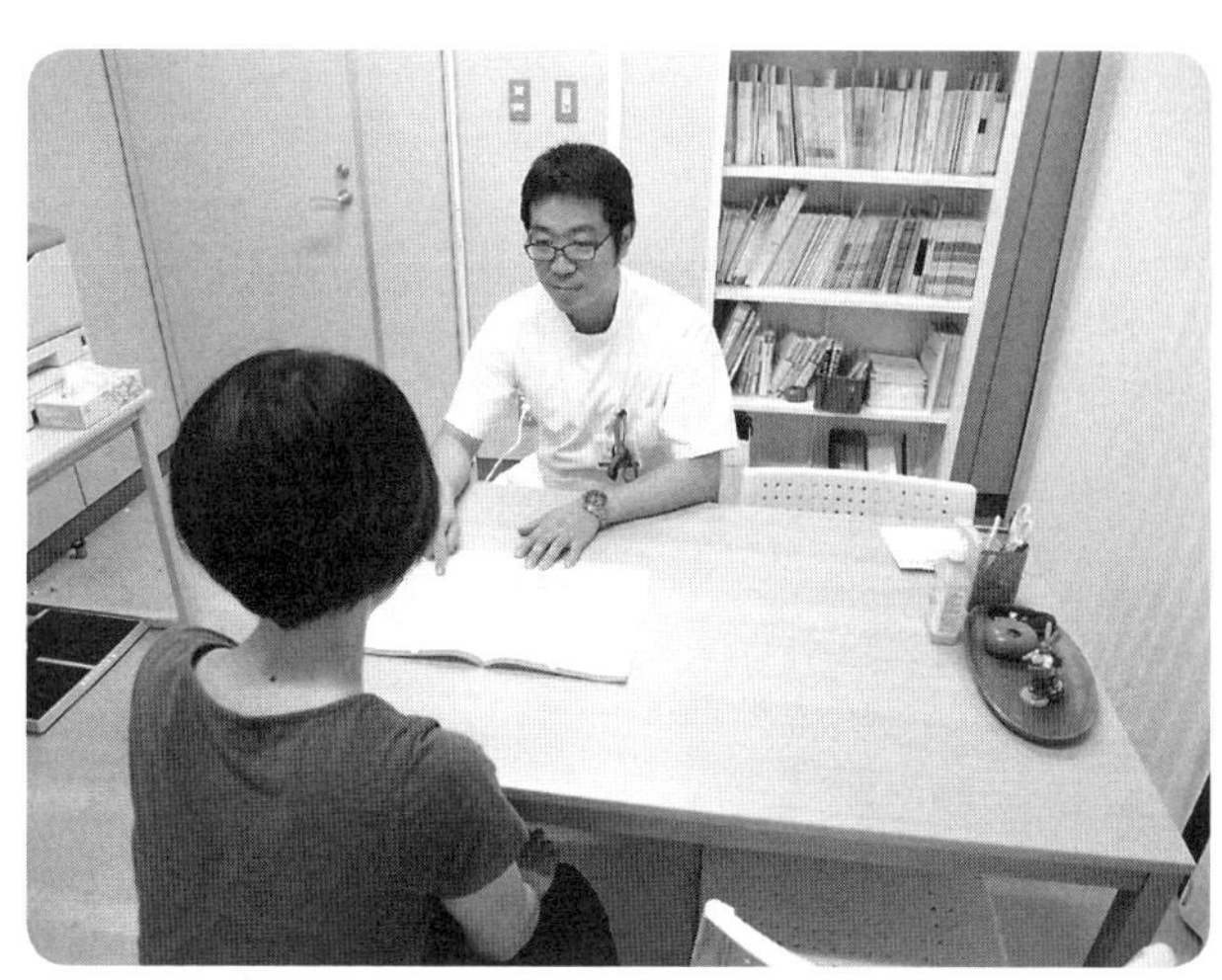

治療内容についてていねいに説明する

ともあるそうだ。たとえばがん治療にプラチナ製剤を使用する場合、アレルギーが出やすい時期があるので、この患者はそろそろ副作用の発現があるかもしれないのでチェックしておくようにと伝えて連携することで治療をサポートしている。

病院と街の薬局との連携がカギ

内服の抗がん剤は目に見えて進化をしており、外来でのがん治療が増加している。そのなかには副作用の皮疹へのケアが必要となる薬も多い。また泌尿器関連の薬では、比較的高齢の患者に使われる薬であるにもかかわらず、薬が大きくて飲みにくかったり、服用する錠数もとても多かったりと服薬に関しての現実的な問題がある。こういった場合に、患者が自分から「もういいや」と思って薬を飲むのをやめてしまうことが、大きな問題であると木村さんは指摘する。そこで重要な役割を果たすのが保険薬局の薬剤師であるという。

「病院薬剤師と薬局薬剤師が連携する、この薬薬連携がとても重要です。ここで力を発揮するのは化学療法版『お薬手帳』である治療日誌です。がん治療の場合、1年のあいだにいくつもレジメン（抗がん剤を投与する治療の計画書）が変わることもありますし、薬を変えながら治療は継続していきます。薬が変わったからといって、その都度治療日誌を変えてしまうと、患者さん自身も前回自分の治療はどうだったのか、どんな薬をどういうふうに使っていて、その時の自分の状態はどうだったのかという記録が把握されずに消えてしまいます。患者さんが主体的に治療に取り組むということが大切で、治療日誌は患者さんにふり返りをしてもらうというのが目的のひとつです。またがん治療の院外処方箋を調剤している薬局の薬剤師にも治療日誌を確認してもらって治療の支援に活用してもらう、それが患者さんの助けになります」

薬剤師は患者にとっても重要な存在になれると同時に、医師にとっても欠かせない片腕になれる。また患者がいちばん多く接する看護師を支えることもできる。自分に与えられたフィールドでは何ができるのかを真摯に考えて進んでいけば、いつしかそれぞれの立場で活躍する人たちと連携を取りながら、やりがいのある仕事ができる。薬剤師という職業は国民から厚く信頼される存在となっていけるのだと、木村さんは強い期待を寄せる。

ミニドキュメント 5　災害時に被災地で活躍

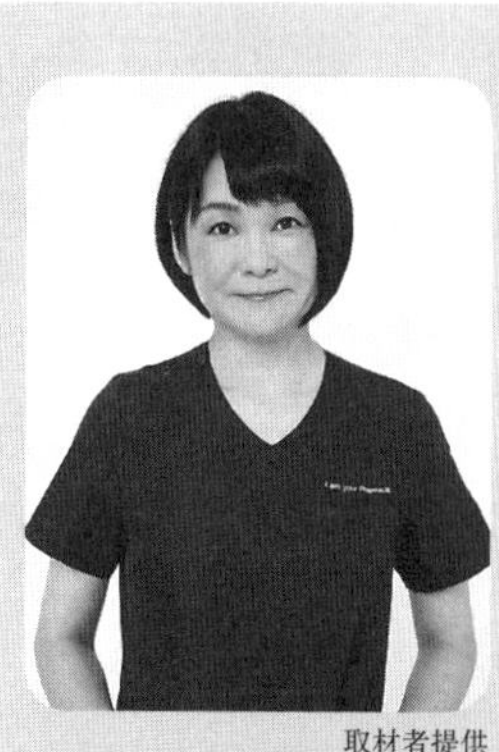
取材者提供

被災地に医薬品を届けたい！震災翌日に駆けつける

公益社団法人大分県薬剤師会
伊藤裕子さん

最大震度7の揺れ

２０１６年４月14日21時26分、熊本地方を震源とするマグニチュード６・５の地震が発生し、益城町では震度７の揺れとなった。翌15日17時30分、益城町役場には大分県薬剤師会の伊藤裕子さんがいた。伊藤さんを含む薬剤師３名と事務員２名の計５名が、薬局の機能をもつ特殊な車両モバイルファーマシーとともに被災地での医薬品供給の活動に当たった。

モバイルファーマシー（以下ＭＰ）とは東日本大震災の後に開発された薬局機能を搭載した災害対策医薬品供給車である。キャンピングカーを改造したもので乗車定員は３名、普通免許で運転可能だ。ポータブル発電機、ディープサイクルバッテリー、ソーラー発電機、水タンクなどを搭載し、電力や水の途絶えた被災地でも自立して調剤作業と医薬品の交付が行える。内装設備には分包機、冷蔵庫、調剤棚、水剤用シンクなどを備え全般的な調剤に対応可能となっている。大分県薬剤師会は南海トラフの巨大地震に備えて、２０１４年１月に宮城県薬剤師会に次ぎ全国で２台目のＭＰを導入していた。

DMATに参加

日本薬剤師会からの要請により被災地へと向かった伊藤さんは、現地に到着後すぐに災害派遣医療チーム（ＤＭＡＴ）のミーティングに参加した。ＤＭＡＴは、医師や看護師、業務調整員で構成されている医療チームである。当時はＤＭＡＴメンバーのなかに薬剤師を含めることが浸透していなかった。伊藤さんは薬剤師が何をしに来たのかと言われるのではと心配したが、「薬剤師さんが来てくれて助かった！」とＤＭＡＴのチームの方に言われホッとしたと語る。

伊藤さんはまずＤＭＡＴの医師にＭＰに搭載してきた医薬品リストを渡し、災害処方箋を使い処方してもらう体制を整えた。ＭＰに搭載した医療用医薬品は１疾病につき１医薬品をピックアップし、はじめは29品目の薬で対応していたが、現場で必要な薬が増えていき最終的には２７５品目にのぼった。これは医薬品卸会社の協力があったからこそである。医薬品卸会社の被災状況も悲惨だった。それでもなんとか医薬品を供給しようと卸会社は必死に流通を立て直すことに尽力し、16日から医薬品の供給が可能となった。

災害直後の応急的な生活の救済などを定めた災害救助法が適用されると、避難している人たちには医薬品が無償提供されるが、その時に発行されるのが災害処方箋である。

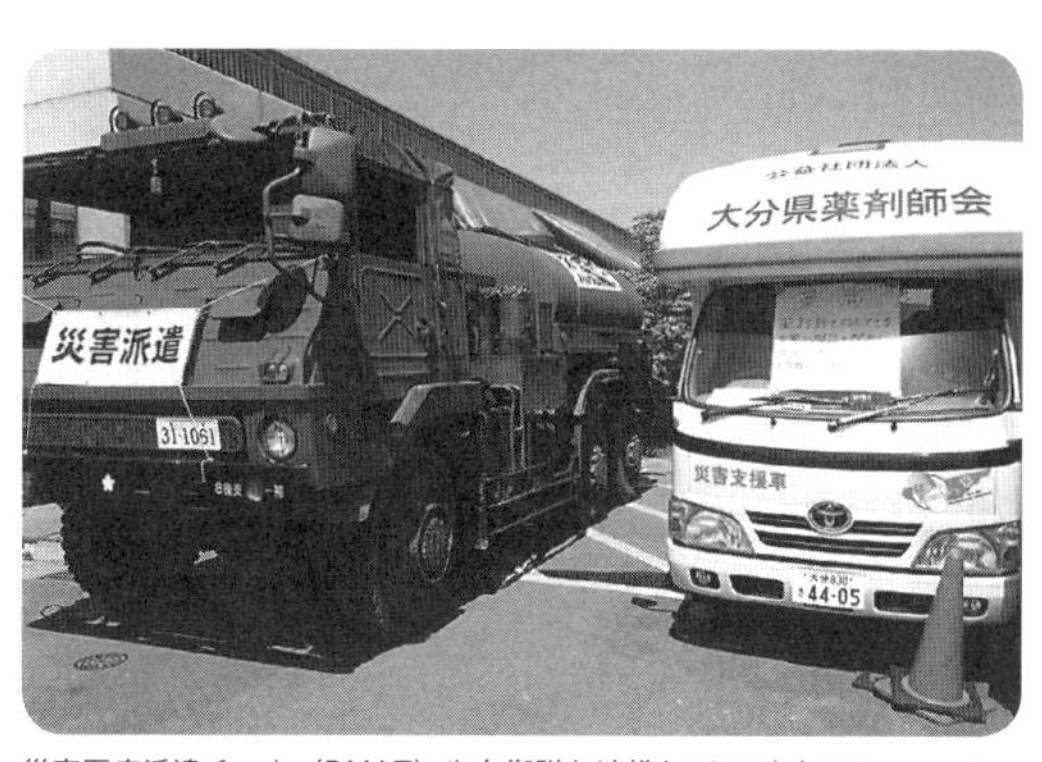

災害医療派遣チーム（DMAT）や自衛隊と連携してモバイルファーマシー（右側）を稼動させた

４月15日から５月29日の撤収までにＭＰで受けた災害処方箋は２１６２枚にのぼった。発災直後は益城町の医療機関は保険薬局も含めて壊滅状態だったため、発災後１週間はＭＰで受け付ける処方箋枚数が１００枚を超える日がほとんどだった。

さらに本震が被災地を襲う

ＤＭＡＴとともに24時間体制で救援に当たっていた４月16日１時25分に、誰も予想していなかったマグニチュード７・３の地震に見舞われた。伊藤さんたちは４月14日の地震を本震だと思い被災地に入っていたが、16日深夜に起きた地震が本震であった。

16日の地震で伊藤さんといっしょに現地に入っていた薬剤師２名がＭＰ内で被災した。そのうちいちばん若い男性薬剤師が運転席の上にある簡易ベッドから落ちて打撲を負ったが、痛みに耐えながら救護活動を続けた。伊藤さんはこの時、夜間当番の交代要員で熊本市内にいたため、夜明けを待って益城町役場に戻ったが、被災状況は悲惨を極めており、ＭＰは車内での調剤が不可能となっていた。

この件を受け、大分県薬剤師会の会長から帰還命令が出た。しかし伊藤さんはその命令に対し、地域の医療が壊滅した今、ＭＰの真価が問われる時、中断などできない、何とかして使える状態に修理したいと考え「帰るわけにはいきません！　私は残ります！」と根気強く会長を説得し、ひとり現地に残ることになった。余震は30分に1回ほど起こり、震度5や6の揺れである。自分が生きて帰れるのかと、不安な時もあったという。

伊藤さんは、全国に先駆けてＭＰを導入した宮城県薬剤師会の担当者らとは、前年の日本薬剤師会学術大会でのＭＰサミット以来の縁があり、電話やメッセージで現状を伝えていた。17日の早朝にはＭＰ開発にたずさわった宮城県薬剤師会の二人が、壊れたＭＰの修理のため益城町保健福祉センターに駆けつけていた。この二人の登場に伊藤さんは感涙した。二人は慣れた手つきで瞬く間にＭＰの修理を行い再稼動することができた。大分県薬剤師会のＭＰは医療の拠点となった。

初動から4日経つころにはＭＰでの医療支援は軌道に乗り、日本薬剤師会を通して全国から薬剤師が応援に駆けつけている状態だった。伊藤さんは今度は大分で薬剤師の派遣体制を組まなければいけないと考え、現場は熊本県薬剤師会の方々に任せ、いったん大分に帰った。その後は撤収のため5月28日から

3日間現地に入った。

被災地での薬剤師は避難所での衛生管理やOTC薬の活用も大切な仕事のひとつだ。人が密集する避難所では換気が良くないと感染症が拡大しやすいため、二酸化炭素濃度の測定も担った。また暗い場所での転倒を防ぐため照度検査も定期的に行っていた。派遣された支援薬剤師のなかには学校薬剤師をしている人も多く、学校での定期検査として行っている二酸化炭素濃度測定や照度検査など職能を支援活動に活かすことができた。

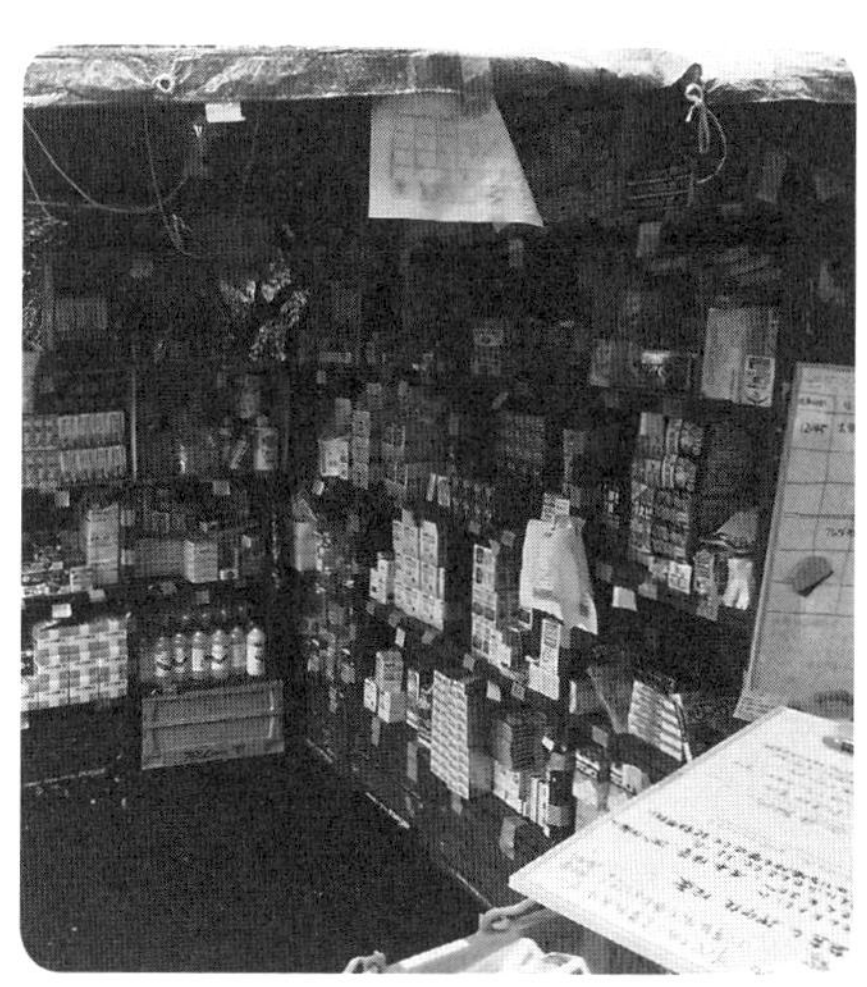
OTC薬の保管棚

「自衛隊の人たちにすごく助けられました。現地に入った時に災害時の医薬品供給者として来ていますと言ったら、いちばんいい場所にMPを停めさせてくれて、活動がしやすい場所を提供してくれました。自衛隊の災害に対してのエキスパートぶりに感動しました」と語る伊藤さんは、この経験を将来に活かそうと予備自衛官制度技能公募（語学や医療技術などの分野に精通した人が対象）に応募し採用され、現在は予備自衛官三等陸佐だ。災害発生時には自衛隊の一員として活動するという日が来るかもしれない。

生活と収入

勤務先によって働く状況はさまざま 資格を活かした有意義な生活ができる

就労先によって異なる勤務形態

大学病院や大病院など夜間救急対応をしている病院では、薬剤師の当直勤務がある。最近では、中小病院でも薬剤師の当直勤務の需要は増えている。また点滴へ注射剤を混合する業務を行っている病院では、患者の点滴時間に合わせて朝早く勤務するところもあり、必ずしも勤務時間が一定であるとは限らない。業務の役割分担はローテーションになっていることが多く、担当になった部署によっても差異がある。

薬局や薬店の営業時間は、一般的に病院などよりは長くなっているので勤務はシフト制になっていることが多い。地域の救急医療体制や診療所の夜間開業に果たす薬局の役割も重視されるようになり、夜間や休日でも薬局を開けているところが増えてきている。薬局で当直をするところはきわめてまれであるが、かかりつけ薬剤師や健康サポート薬局では、24時間対応をすることが義務づけられており、薬局の電話を携帯電話に転送するといったシステムで誰かが対応できるようにしている。しかし、実際に夜中に電話がかかってくることは少なく、患者にとって「いつでも対応してくれる薬局がある」という信頼感につながっている意義が大きい。

病院や診療所の門前に位置している薬局では、時間帯や曜日、季節によって患者数に変動がある。そのため患者数の多い時期には、パートタイムや派遣薬剤師として働く薬剤師も多い。薬学教育の変化とともに、女性がかなり多かった薬剤師の男女差にも変化が見られ、薬剤師に占める男性の割合が増えてきている。とはいえ、現時点では薬剤師に占める女性の割合はまだ高く、妊娠、出産しても産休、育児休暇を取得して職場復帰することが通常である。女性の働き方が注目されるこの時代、出産などでいったん退職しても、育児が一段落した時期にパートタイムや派遣薬剤師として再就職する機会は、ほかの職業よりも多いといえる。

また、若い薬剤師のなかにも、ひとつの職場に就職せずに薬局への派遣薬剤師として高額の時給で働く人もいる。薬剤師免許証があるからこそできることである。

製薬会社や化粧品会社など医薬品・化粧品業界で働く場合は、病院や薬局などの医療

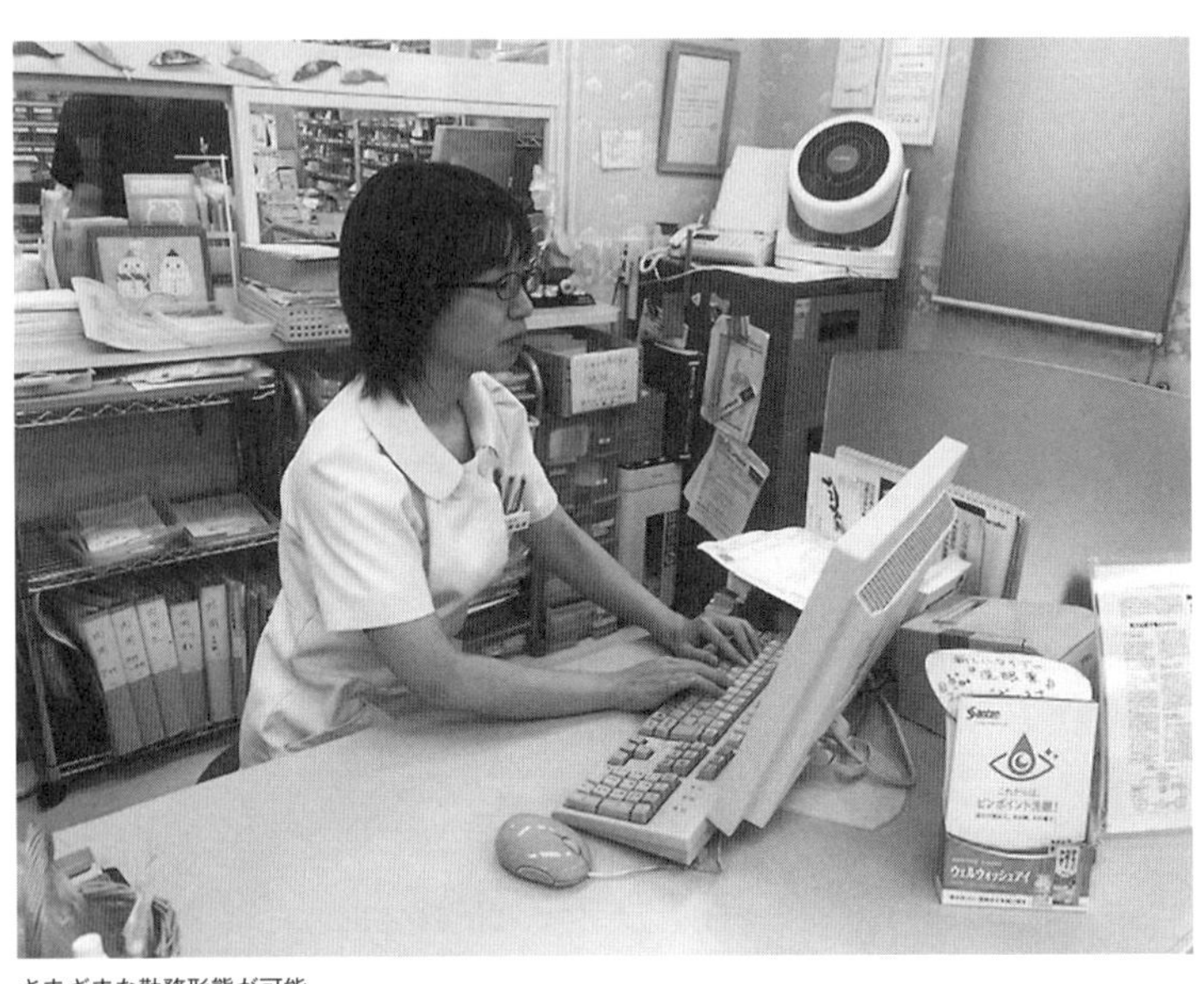

さまざまな勤務形態が可能

機関とは労働条件は異なり、フレックスタイム制や裁量労働制を取り入れている企業もある。フレックスタイム制や裁量労働制は、実労働時間ではなく、労使協定で定めた時間を労働時間とみなすため、勤務時間や休日を自分で選べる。しかし業績がそのまま給与やボーナスに反映されることが多く、いくら勤務時間の管理から自由であっても、働き方しだいでは効率が悪くなることも懸念される。

休日・休暇制度に関しては、現在はほとんどが完全週休二日制を導入しているが、一部の企業や病院では、隔週、月末、繁忙期以外というように一部分的に取り入れているところもあるので確認が必要である。年次有給休暇は、労働基準法第39条で定められた労働者の権利であり、所定労働日の８割以上、雇い入れ日から連続６カ月以上勤務した場合に付与される。勤務６カ月で10日、以降は１年につき１日加えられていき、最高年に20日となる。使わなければ２年間経つと消滅する。しかし２０１９年に成立した働き方改革法案で、年に10日以上の有給休暇が付与される労働者に対して、年に５日の年次有給休暇の取得が義務づけられた。そのため、休暇取得はできるが、医療機関である薬局と病院については基本的に土曜日は営業日であり、「土曜日は必ず休みたい」という希望はもたないほうがよい。病院は朝８時からカンファレンスがあったり、夕方から夜に勉強会や会議があることも多く、定時に帰れないこともあると知っておいたほうがよい。薬局は在宅訪問をしている場合には昼休みを使って行ったり、地域の薬剤師会が主催する勉強会などに参加したり、繁忙期には残業することも多い。薬剤師は生涯学習の義務があり、自宅のパソコンを使ってのｅラーニングプログラム学習や勉強会の参加は専門性の向上の視点からも必要なことといえよう。

男女比

厚生労働省の調査によると、２０１６年12月31日時点の薬剤師の登録数は、30万１３２

３人であり、男性11万６８２６人、女性18万４４９７人となっている。男女比率は男性38・８％、女性61・２％で、おおよそ４：６の割合である（図表11）。

２０１４年の調査と比較すると、薬剤師の数は全体で約１万３０００人増加しており、今回の調査ではじめて30万人を突破した。また、人口10万人に対する薬剤師の数は２３７・４人である。もともと女性が多い職業であり、現在も女子大の薬学部がある。男女の別を感じずに働くことができるのが薬剤師である。厚生労働省から「次世代育成支援対策推進法」が施行され、働き方改革の一環として、各職場が子育て支援に積極的に取り組んでいる。女性の比率が高い薬剤師という職業は、働きやすい環境づくりが課題となっており、仕事と子育てが両立できるようサポートする施設・企業が増えている。

図表11　医療施設従事医師、同歯科医師、薬局・医療施設従事薬剤師に占める女性の割合の推移

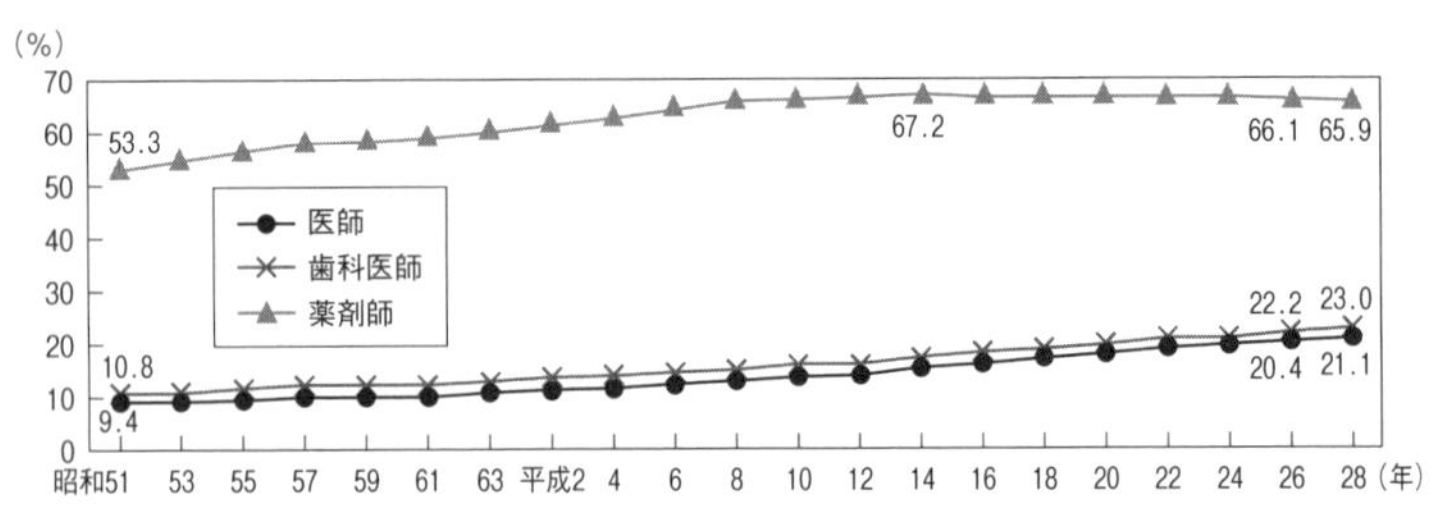

（「内閣府男女共同参画白書平成30年版」より）

就労先の実際

医師、歯科医師、薬剤師は2年に1回、就労状況を保健所を通して届け出ることになっている。薬剤師は、２０１６年の調査時点で17万２１４２人が薬局で働いている。これは登録総数の57・１％となり、約６割の薬剤師が薬局で働いていることがわかる。一方、５万８０４４人が病院・診療所などで働いている。登録総数の19・３％であり、約２割の薬剤師が病院・診療所で働いていることになる。医薬品関係企業に従事する薬剤師は４万２０２４人で、登録総数の13・９％を占めている。そのほか、大学や衛生行政機関、保健衛生施設には約１万１０００人が従事している。

なお、薬局と病院・診療所を合わせて見ると、男性は７万８４３２人、女性は15万１７５４人と男性の約２倍の女性薬剤師が医療の現場で働いている。

高齢でも活躍する薬剤師

就労している薬剤師の年代と割合を見ると以下のようになる。

・29歳以下　３万９４９４人（13・１％）
・30〜39歳　７万６７１４人（25・５％）

・40～49歳　7万1949人（23・9％）
・50～59歳　6万514人（20・1％）
・60～69歳　3万8409人（12・7％）
・70歳以上　1万4243人（4・7％）

平均年齢は46・0歳、そして60代以上での就労者が17・5％もおり、薬剤師は長く仕事ができる専門職であることがわかる。

年代別薬剤師の給与

それでは気になる給与を男女別に見てみよう。

男性薬剤師の「所定内給与額」および「年間賞与その他特別給与額」はつぎの通り。

・25～29歳：30万1700円／68万3000円
・30～34歳：35万8900円／91万4100円
・35～39歳：41万3300円／109万4500円
・40～44歳：44万9400円／116万5100円
・45～49歳：47万9000円／92万3800円
・50～54歳：44万5600円／107万7000円

・55〜59歳：39万７９００円／84万６７００円
・60〜64歳：45万４０００円／53万２６００円
・65〜69歳：40万１１００円／20万６１００円
・70歳以上：36万８６００円／１１９万９６００円

平均では37万７８００円／83万９０００円であり、平均年収は５３６万４５００円である。

つぎに、女性薬剤師の「所定内給与額」および「年間賞与その他特別給与額」はつぎの通り。

・25〜29歳：30万９４００円／65万１４００円
・30〜34歳：32万２８００円／72万２４００円
・35〜39歳：35万４２００円／87万５７００円
・40〜44歳：38万７４００円／75万５５００円
・45〜49歳：39万６６００円／78万３６００円
・50〜54歳：40万６８００円／81万６３００円
・55〜59歳：40万９６００円／１０１万２２００円
・60〜64歳：38万６４００円／１１１万８４００円
・65〜69歳：39万５４００円／30万９４００円

・70歳以上：27万７６００円／85万円

平均では35万１２００円／74万９０００円であり、女性薬剤師の平均年収は５０４万５３００円である（政府統計ポータルサイト「e-Stat」２０１７年度より）。

これだけ見ると、薬剤師の平均年収は他の職業と比べると男女の差が比較的ないといえる。それでも平均年収で32万円の差がついているのは気になるところである。医師、歯科医師と比較しても薬剤師は女性比率が多い職種ではあるが、薬局長や薬剤部長などの管理職や、地域の薬剤師会長など、役職が上がるほど男性が多く、その役職手当などが反映していると考えられる。ただし内閣府の男女共同参画推進基本法の推進も手伝って、女性の役職者も増加しており、性別問わず活躍できる薬剤師の良さがいっそう際立つと考えられる。

図表12 薬剤師の分野別初任給

分野別	平均初任給	年収換算
調剤薬局	22万円～30万円	350万円～400万円
ドラッグストア	30万円前後	400万円前後
病院	20万円～25万円	300万円～350万円
製薬会社	22万円前後	300万円～350万円
国家公務員薬剤師	21万円前後	300万円～350万円

薬剤師の分野別初任給は？

薬剤師の初任給を見てみよう。業種ごとでは、ドラッグストアがもっとも高く、調剤薬局、製薬会社と続く。また、地域差が大きく、東京・大阪などの主要都市で働く薬剤師はやや飽和状態になりつつあるのに対し、地方では薬剤師不足に頭をかかえている。薬剤師が豊富な都市では、人件費を抑えるため平均年収が低く抑えられる傾向があり、薬剤師不足に悩む地域では、薬局の家賃など運営コストが少なく済むことと、薬剤師をなんとか確保したいため、その分年収が高くなる傾向がある。また図表12の金額に加え、大手チェーン薬局などでは、奨学金の返済をかかえている薬剤師に対しては条件つきの制度なども紹介している。たとえば、入社後数年間は薬剤師が少なく不便な地域の店舗に勤務することを条件に、返済が容易になるように手当を大きく上乗せする制度を

図表13 医療職種別の初任給

職業	初任給	初年度年収
薬剤師	25万円前後	350万円前後
看護師	20万円前後	300万円前後
助産師	18万円～20万円	300万円前後
医師	36万円程度	430万円前後
歯科医師	23万円程度	300万円前後
新卒者の平均	20万円前後	300万円前後

紹介するなどして、新卒の薬剤師を確保する企業もある。

他医療職種との比較

図表13のように、初年度を見ると医師を除けば薬剤師は医療職種のなかでも給与は高いといえるだろう、なお、看護師は夜勤の回数が多いと収入に大きく反映される。

前述のように、年齢別で見ても比較的安定した水準であり、基本的には経験にともない収入も増えていく職業である。しかし一方で、安定はしているが、病院や薬局でキャリアを積んでも、年収１０００万円以上といった高収入を狙うことはなかなか難しい。製薬会社など企業での昇進・出世や、起業して成功すれば年収１０００万円を超えることも不可能ではないが、薬剤師の資格があるだけでは高収入には繋がらないのである。

個人が能力をみがき、役職を上げて職能を発揮することで高収入に結びつけることは今後の課題であろう。資格と経験を活かして活躍する場を広げ、薬剤師の社会的価値がより高まれば、それに応じて給与水準も上がっていくことが推測できる。

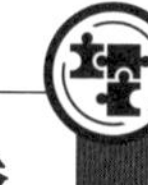

薬剤師のこれから

将来の展望と薬剤師が担う役割

期待される薬剤師の役割

薬剤師は医療チームの一員として、薬の適正使用にどのように取り組み、貢献できるのかを模索してきた。やがて、臨床の充実のための薬学教育6年制が始まり、薬局は医療提供施設となるなどの医療法が改正された。また、一般用医薬品のリスク分類と販売体制の変更という薬事法（現・薬機法）の改正もあり、薬剤師をとりまく環境は大きく変化している。

薬学教育が6年制となったことにより、「医療の質の向上」にどれほど貢献できるのかが問われるようになり、薬剤師への期待は高まっている。薬剤師は国民の健康のため、患者のＱＯＬ（生活の質）の向上のために、職能を発揮し、使命を果たしていくことになる。

近年、わが国の高齢化により在宅医療が注目されている。在宅医療において薬局薬剤師は患者宅を訪問し、薬学的管理や指導を行う。高齢者は複数の疾患を併発していたり、飲んでいる薬もさまざまであることが多い。体の機能が低下して薬を飲むこと自体が困難なことも少なくない。そのような状況では、自宅での管理が不十分で、飲み間違いを起こし治療の妨げとなりうる場合もある。薬剤師が患者宅で薬の管理をしたり、「お薬手帳」を活用し、飲み合わせをチェックしたりすることで、患者やその家族が安心して療養生活を送ることができ、安全性に十分留意した薬物療法を提供することに繋がるのである。

専門性を求められる時代

薬剤師には、現役である以上、生涯学習の義務がある。「薬剤師認定制度認証機構」は、さまざまな卒後教育システムが適正であるか判断するための機関である。現在、職能の向上には、コミュニケーション力と専門性を追求していくことの重要性が指摘されている。

また、開発された医薬品（先発品）の特許がとれた後に発売される後発医薬品（ジェネリック医薬品）は、国民への認知と需要も高くなっている。後発医薬品は研究・開発コストをかけずに製造できるため、薬価も新薬の2〜7割に抑えられている。さらに後発医薬品の積極的な使用で医療費削減を図りたい政府の強い意向がある。ここでも、薬剤師が専門性を発揮し、後発医薬品使用を働きかける役割が期待されている。

薬剤師の職能のこれから

薬剤師は、薬を介して医療の現場に立ち、患者の命を預かる立場にある。患者や医療スタッフからの信頼を確立し、医療チームの一員として貢献していかなければならない。専門性を追求していくことはいうまでもないが、これからは、専門性を身につけたうえで、さらにどう患者やほかの医療スタッフに接していくかという点、また患者カウンセリングや医療コミュニケーションも重要な課題である。患者や医療スタッフの意思や気持ちに理解を示し、さまざまな情報を引き出すことで、臨床面でも適切で正確な情報が伝えられ、患者の利益にもなる。薬剤師としての信頼を得ることは、コミュニケーションをとることから始まるのである。

わが国の疾病構造も、主なものは感染症から生活習慣病へと変化した。また、保険算定はできないものの、未病予防にもっと力を割くべきであり、増加する2型糖尿病などの生活習慣病対策として、病気の予防を重視する考えが広がっている。患者自身が健康管理をしていくなかで、薬剤師は患者のセルフメディケーションに対する認識を維持し、ヘルスマネジメントをすることにおいても今後期待されているのである。

薬剤師のキャリア・デザイン

薬剤師の国家試験合格者は、毎年1万人を超え、薬剤師が増え続ける一方で、処方箋の受け取り率（分業率）の伸びは頭打ちになっている。調剤報酬の引き下げとあいまって今後ますます薬局経営が厳しくなるだけでなく、雇用側の薬剤師の需要も変化していくだろう。「薬剤師の免許をもっていれば安心」という時代は終わり、真に専門性を発揮した質の高い仕事ができる薬剤師だけが仕事を得られる、厳しい時代がくるのも遠くはない。

これからの薬剤師は、生涯を自分自身で築いていくという姿勢が大切である。自分自身のキャリアを切り開きながらも、既存の枠にとらわれずに新しい職能を開拓できる姿勢が求められているのである。

キャリアとは、単に履歴や経歴というだけではなく、本来は人の「生涯」を意味する。人生そのものであり、仕事での成功や発展という意味でも使われている。キャリアは仕事を通して開発され、それにより個々の目標が達成される。

薬剤師として働く一人ひとりがキャリアを切り開き、目標を達成することが組織や社会を変え、これからの医療の未来を変えていくのである。

3章

なるにはコース

多様化・高度化する現場で求められる責任感と資質

医療環境における薬剤師

現代の医療は急速な成長を遂げ、高度化している。そしてそれにともない、医療制度も著しく変化している。さらには、ＩＣＴ、ＡＩの発達で、医療関連の情報量も急速に膨れ上がっている。さまざまな情報が誰でもすぐに手に入る現代では、その情報が確かなものなのかという「質」を問われる時代になった。特に医療関連の情報は、正確に理解するために専門的知識が必要になることが多く、専門知識をもたない患者が誤解してとらえることも少なくない。このような状況において、医薬品と医療に精通している薬剤師は、適切な情報を正確に伝える義務があり、医療の担い手として重い責任を背負っている。

専門職として求められる人材は

薬剤師は、薬のプロとしての高度な知識や技術のみならず、医療にたずさわる人としての人間性や倫理観も必要とされる。また、患者や医療スタッフとのコミュニケーションにおいて、そこからどのような問題があり、どのような解決策を導くことができるのか、問題の発見やその解決能力を兼ね備えた人材が求められている。

薬学教育6年制を修了した時には、豊富な知識、正確な技術と高い倫理観をもち、患者のための適切な薬物療法の提供に貢献できる人材となっていることが期待されている。そして身につけた能力を実際の臨床現場で発揮できる実践力や応用力も備わっていなければならない。低学年次に経験する「早期体験実習」なども、早い段階から薬学教育への動機づけを行い、薬剤師として求められる資質を養うための取り組みのひとつである。「早期体験実習」では、大学近隣の病院、薬局、製薬会社、研究所、卸会社などを訪問する。実際の医療現場を自分の目で見て感じることで、医療人としての倫理観や使命感を認識する第一歩となるのである。

数十年前の薬剤師はひたすら薬をつくるという裏方的存在で、患者や医療スタッフとのコミュニケーションの必要性などは問われていなかった。しかし近年、コミュニケーション力は薬学教育でも注目され、コミュニケーション力の向上のため、各大学でさまざまな取り組みがされるようになった。これは、時代の変化、医療の変化と同時に、薬剤師への期待が高まり、求められる資質が変化したためであろう。

患者や医療スタッフとの信頼関係を築けてはじめて、真の「患者本位の医療」を提供できる。薬剤師が接する相手は、健康を害している患者であることを忘れてはならず、患者の人としての尊厳を守り、優しさと思いやりの気持ちで接していくことが大切なのである。

調剤に求められる資質

病院や保険薬局など、現場で働く薬剤師のもっとも代表的な仕事は「調剤」である。

調剤の概念は調剤指針によると、「薬剤師が専門性を活かして、診断に基づいて指示された薬物療法を患者に対して個別最適化を行い実施することをいう。また、患者に薬剤を交付した後も、その後の経過の観察や結果の確認を行い、薬物療法の評価と問題を把握し、医師や患者にその内容を伝達することまでを含む」とある。医師が処方した薬が患者にとって安全で適切なものであるかを確認し、正確に調剤することが柱となる。つまり単純に処方箋通りに薬剤を取り揃えるだけではないのだ。患者の個別最適化とは、処方された薬の副作用や、併用薬との飲み合わせなどについて、患者の体質やアレルギーを考慮したうえで問題なく服用できるかをチェックすることである。薬は体の中に入るものであり、使い方を誤れば生命の危険につながる。薬剤師は薬を扱ううえで、常に慎重かつ正確であることが求められる。間違いは許されないのである。医薬品の調整は細やかな作業であり、くり返し作業でもあるため、薬剤師には持続した集中力が必要とされる。

より患者に近い存在として

薬剤師は医療従事者としての倫理観を持ち、知識・技能・態度の3要素のバランス感覚が必要である。かつての薬剤師は医薬品の知識や技術を身に

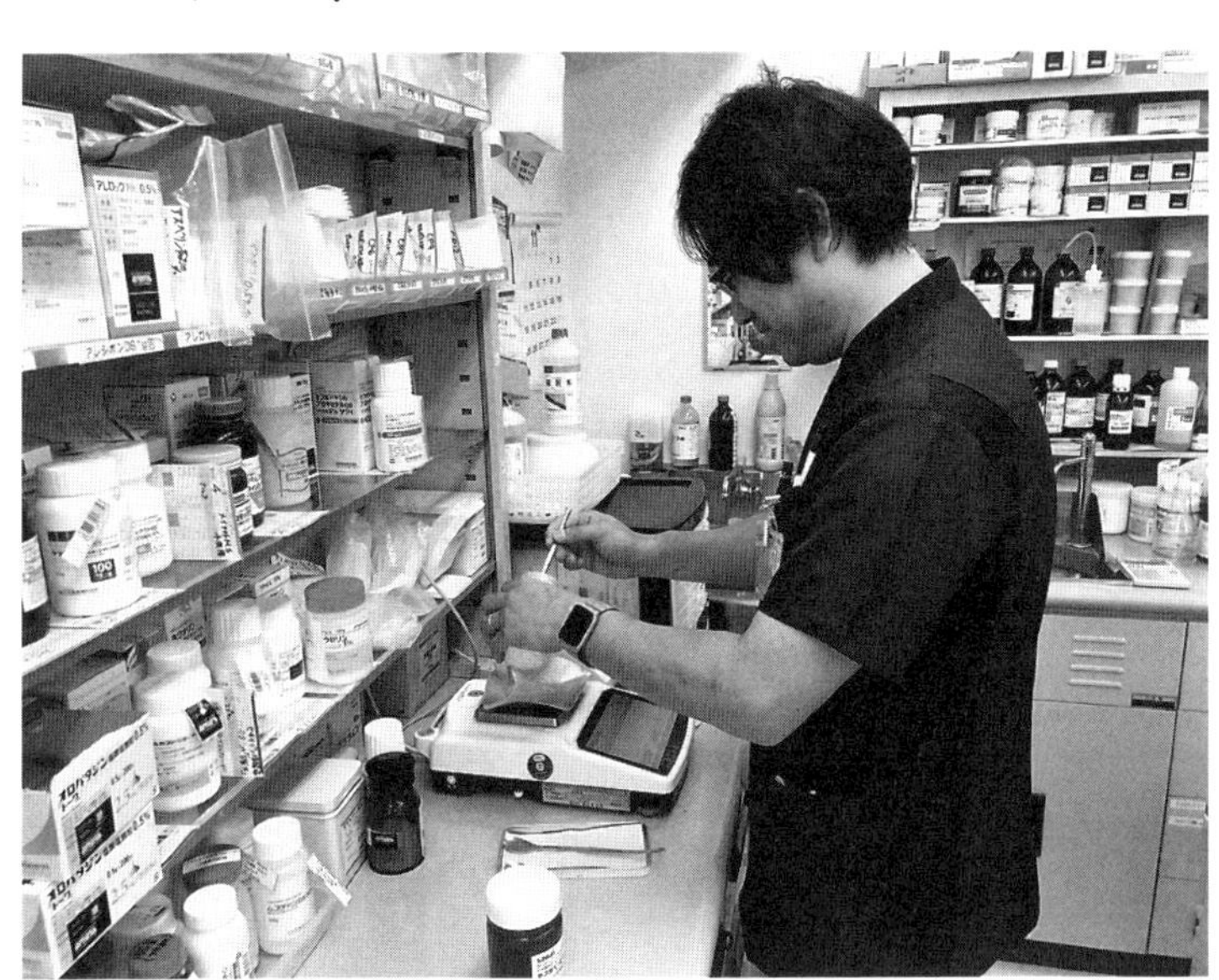

医師が処方した薬を、患者に安全であるか確認しながら調剤する

つけることが重要課題とされてきた。しかし、医薬分業が進み、薬剤師はより患者に近い存在となった。薬剤師をとりまく環境もめまぐるしく変化し、知識・技術だけでは医療のニーズに十分対応できなくなった。患者一人ひとりのライフスタイルやパーソナリティーを踏まえたうえで、その患者にもっとも適した薬物治療を提供し対応していくことが必要なのだ。薬剤師は、専門的な知識や技術を基盤とするのは当然のことながら、前向きに努力する気持ちをもち、行動していくことが求められているのである。

　また、薬剤師自身もいつ患者の立場になるかわからない。患者の価値観や期待・要望に応えられるよう、常に自分のキャリア開発を自律的に行う姿勢が大切である。自分は何を大切にしているのか、何ができるのか、何をしたいのかなど、薬剤師になる以前からみずからをふり返り、ありのままの自分自身を知ることが、他者を理解するうえで不可欠だ。

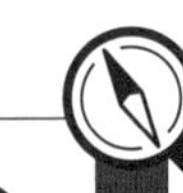

薬剤師になるための学び方

６年間の薬学教育で資格取得への道を歩む

薬学教育６年制の背景

薬学教育において永年の課題であった修業年限の延長に関して、２００４年、６年制への移行が決定し、２００６年から薬剤師のための教育は６年間の薬学教育となった。医師や歯科医師と同様の６年制課程が薬剤師にも適応され、専門性を養うために必要な課程であることが明確に位置づけられた。６年制課程と同時に、４年制課程も併置（へいち）され、臨床（りんしょう）の充実（じゅうじつ）だけではなく、創薬研究分野など多様な人材を育成するための取り組みも始まった。

薬剤師になるためのコース

薬剤師になるためには、６年間薬学教育を修め、薬剤師国家試験に合格し、薬剤師登録をすることが必要である。

薬剤師国家試験の受験資格は原則として、6年制学部・学科の薬学課程を卒業した人に限られるため、これらの大学に進学することが必要である。新4年制学部を卒業した場合は薬剤師国家試験の受験資格は得られない。

入学してから薬剤師国家試験を受けるまで

6年間のカリキュラムは、1年次では、薬学を学ぶための基礎的な知識を修得し、語学を含め一般教養などを身につける。また、臨床現場を体験する「早期体験実習」を取り入れ、将来のイメージがもてるようにしている。

2年次では、専門分野を学び始める。各分野の実習を通し実践的な知識と技術を身につけると同時に、コミュニケーション分野の履修もあり、医療従事者として人間性の向上にも努める。

3年次では、薬剤師としての基礎的な臨床能力開発に努める。処方箋による調剤や製剤の手技や薬物治療など、臨床現場の実際を学び始める。

4年次では、学内において実務実習事前学習が行われる。臨床現場での実務実習をするためのリハーサルのようなものである。そこでは臨床現場で求められる専門的な技能を身につけ、コミュニケーションのあり方を学ぶ。４年次末には共用試験が行われ、これまでに身につけた能力が臨床実務実習に出るレベルに達しているかを評価される。

実務実習事前学習を修了し、４年次の共用試験に合格した学生は、４年次から５年次にかけて学外の病院・薬局それぞれにおいて11週間にわたり臨床実務実習に臨む。また、学内で研究室に所属し卒業研究を行う。

６年次では、卒業研究をまとめ、いよいよ国家試験の本格的な準備に入る。学内で薬剤師国家試験対策を行う大学も多い。同時に、臨床現場の即戦力になるため、より専門的、応用的な薬学を学び、薬剤師としての知識・技能・態度を培う。

薬学教育６年制の導入は臨床能力の充実が狙いである。そのため、薬学生全員が学内にて実務実習事前教育を受け、実務実習を円滑に勧めるための基礎能力を形成する。その後臨床現場での実務実習を22週間行うことが薬剤師国家試験受験資格の必須条件となっている。薬学

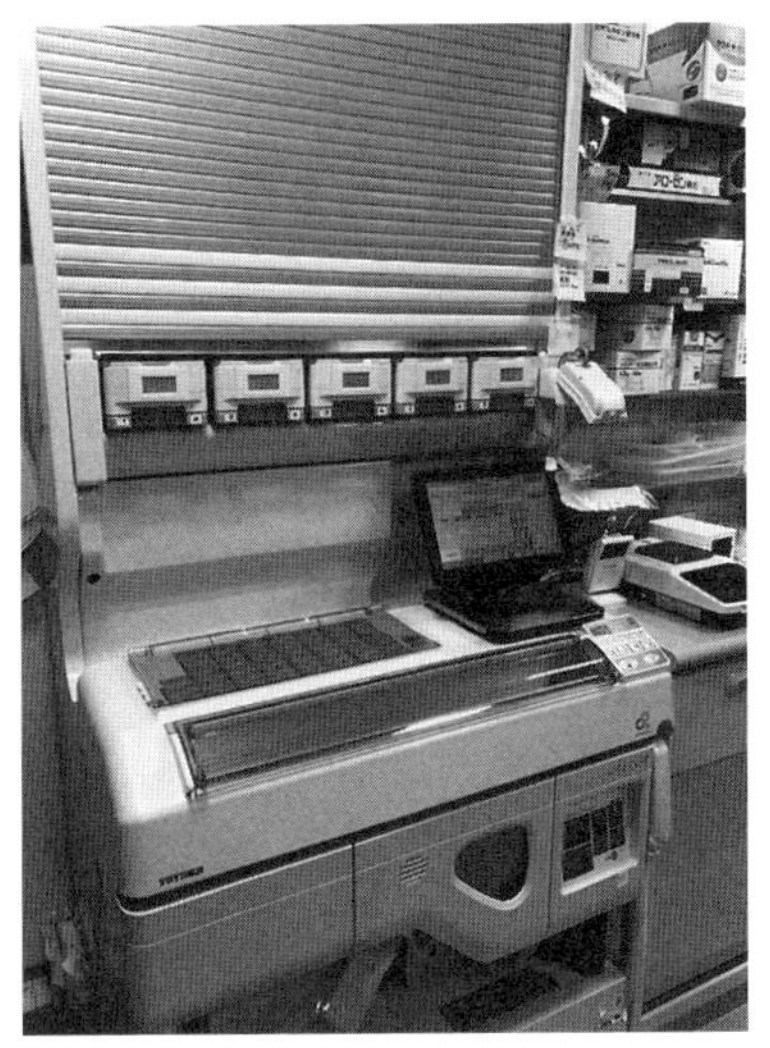
調剤のための機器の扱い方も身につける

生が臨床現場で実務実習を行うにあたり問題となるのが、薬剤師免許をもっていない身分で薬剤師業務にたずさわるということである。薬剤師法第19条で「薬剤師でない者は、販売又は授与の目的で調剤してはならない」と規定されている。この問題を解決するため、医歯学教育ですでに実施されている共用試験の概念が薬学教育にも取り入れられたのである。

共用試験は、全国共通であり、「知識および問題解決能力を評価する客観試験（CBT；Computer Based Testing）」と「態度・技能を評価する客観的臨床能力試験（OSCE；Objective Structured Clinical Examination）」の二つがある。学生は実務事前実習を履修し、この二つの共用試験に合格しな

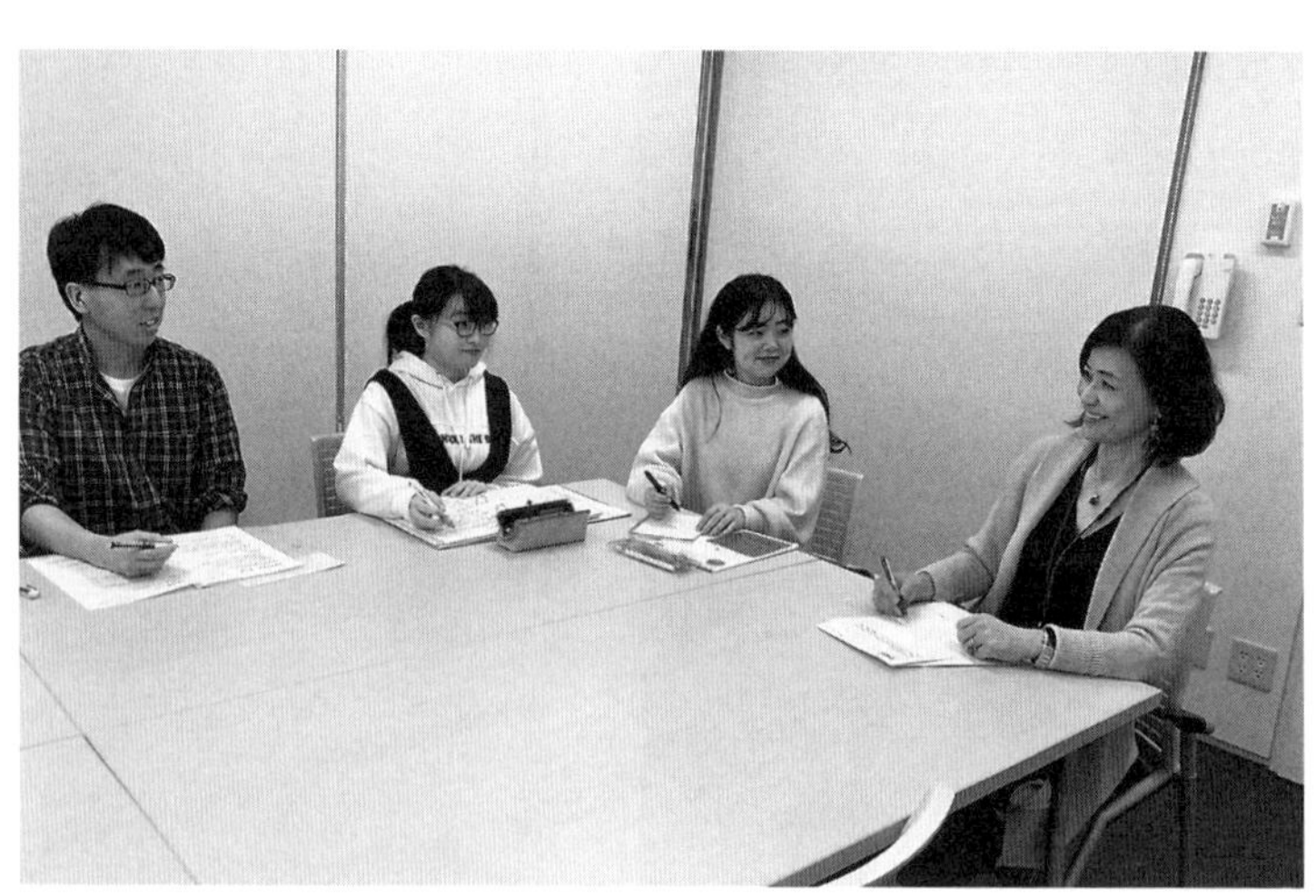

研究室ではさらに研究を深める

ければ、4、5年次に行われる病院や薬局での実務実習へ参加することはできない。

実務実習の意義は、薬剤師になるために必要な知識・技能・態度を身につけることである。さらに学生が実際に患者や医療スタッフと接し、人として共感しあうことを感受することが医療人としての大切な第一歩である。

薬剤師国家試験については、146ページに後述する。

大学の選び方

薬系大学はかつて新設ラッシュもあり、現在6年制の薬学部は国立大学14校、公立大学4校、私立大学は58校もあるので、どの大学を選ぼうかと迷うことがあるだろう。まずは募集要項や入学案内を取り寄せ、大学の情報を集めることが必要である。

また、薬学教育の新体制が始動し、各大学での取り組みも大きく変化してきている。カリキュラムやシラバスなどを大学のホームページで公開していることもあるので参考にするとよいだろう。各大学では6月から10月にオープンキャンパスを開催し、説明会などを実施したり、体験入学や高校生講座などを実施している場合がある。また、地域住民向けの公開講座などもあるため、このような機会を利用するのも判断材料のひとつになる。実際に足を運んでキャンパスのようすを見たり、先輩の話などを聞いたりして検討するとよいだろう。

将来は薬学を通して医療にたずさわる医療従事者となることを自覚し、モチベーションを高めて入学していただきたい。

大学を選ぶさいの情報の集め方、選択のポイント

①教育理念、教育目的、教育目標

・自分の信念、考え方を通して納得できるか。

②学習環境、条件

・教室、実習室、モデル薬局などの施設設備は充実しているか。
・実習病院、実習薬局など実習施設はどこか。
・講義はどのようなものがあるか。
・国家試験対策はどのようなものがあるか。
・学内の学生の雰囲気はどうか。
・学生へのサポート体制（カウンセリングなど）はあるか。
・入学定員数と教職員の割合はどうか（学生数に対して十分な教員数があるか）。
・学費。

・教員の研究活動、業績はどうか。

③卒業後の進路

・国家試験の合格率。
・就職先の動向。
・進学進路の動向（大学院進学、他大学への編入など）。

薬系大学の入学試験

薬系大学の入学の時期は4月である。入学試験には大学によって異なるが、ＡＯ入試、推薦入試と一般入試がある。推薦入試には指定校制と公募制があり、公募制の場合は併願できる場合もある。

ＡＯ入試は早くて7月ごろから始まる大学もある。推薦入試は10月から11月上旬の募集で11月ごろに実施、11月下旬から12月に合格発表される。

一般入試は、早いところで12月から始まるが、ほとんどが1月から3月にかけて行われる。募集要項を調べ、必要書類をそろえておくとよい。

入学試験は大学ごとに特徴がある。試験科目、論文の有無、面接の有無、また併願が可能であるかなど、詳細を把握しておくことが重要である。

Column

薬学生の一日は？　私立大学薬学部4年生の百香さん

百香さんは大学まで電車で1時間半かけて通っている。朝は6時20分に自宅を出て、8時40分に始まる授業の1限に間に合うよう、7時50分に大学に着くようにしている。電車がときどき遅延するので、1限開始ぎりぎりをめざすと遅刻する可能性があるからだ。百香さんが通う大学は東京都中野区にあり、新宿駅から快速電車で1駅。朝はかなり混むが、通学の車中では2カ月先に実施される共用試験のCBT（コンピュータで行う知識の試験）に向けての勉強をしている。

午前中は専門的講義が続く。今日は病態治療と薬物治療学。4年目になると専門的な疾患薬物療法についての講義が増え、より実践的になる。定期試験が近づいているので、授業は私語もなく、みな真剣に聴いている。試験成績が60点に満たないと再試験となり成績が落ちるうえ、単位をいくつか落としてしまうと留年してしまうのだ。

午後は臨床実習だ。今日は在宅患者を訪問する課題にとりくむ。服用薬の服薬状況と効果や副作用確認、食事や睡眠など生活状況の確認をする実習を行った。相手は地域の方で、ボランティアとして患者を演じてくれる模擬患者である。模擬患者はシナリオに沿って患者を演じるので、その患者に適切な内容を適切なコミュニケーションでインタビューしていく。5年次に臨床現場で本物の患者と接する前にこうして模擬患者に対応して、より良い姿勢を学んでいくのだ。来週は散薬の調剤と水剤の調剤を実習する予定。ほかには無菌調剤といって、クリーンベンチの中で輸液の調整などといった操作も学ぶ。

今週の金曜日は卒業研究ゼミである。薬学生は卒業研究を行うことが義務づけられており、百香さんの大学では4年生から6年生の夏まで卒業研究を行うことになっている。百香さんも卒業研究のために、地域薬局学というユニット（研究室）に所属した。6年生の夏には卒業研究発表会があり、さらに卒業研究論文も作成するので、今はテーマに沿った先行研究を調べたり、書籍を参考にして勉強したりしている。「卒業研究のテーマは小児の薬物療法支援です。卒業後は小児医療にたずさわりたくて、特に服薬が困難な小児のサポートが患者さん本人や保護者にできるようになりたいからです」と話す。

来月にOSCE（技能態度の試験）が迫っているが、今のところ実技部分はなんとか修得できていると思っている。知識の試験については緊張はするが、日頃からの勉強の積み重ねが活きてくるので、先日の模擬試験ではまずまずの成績であった。「そろそろ5年次の実務実習に行く病院と薬局が決まるのでそれもちょっとドキドキしています」。

帰宅後も復習は行うが、「1限で朝が早い日が多いので22時までには寝ることにしています。自分のコンディション調整も重要なので。空いた時間は飼っている猫と戯れてリラックスしています」。卒業後は小児病院か小児科の門前の薬局に就職したいと思っています。まずは実務実習で臨床現場を体験するのが楽しみです」と、将来の夢もしっかりと見つめている。

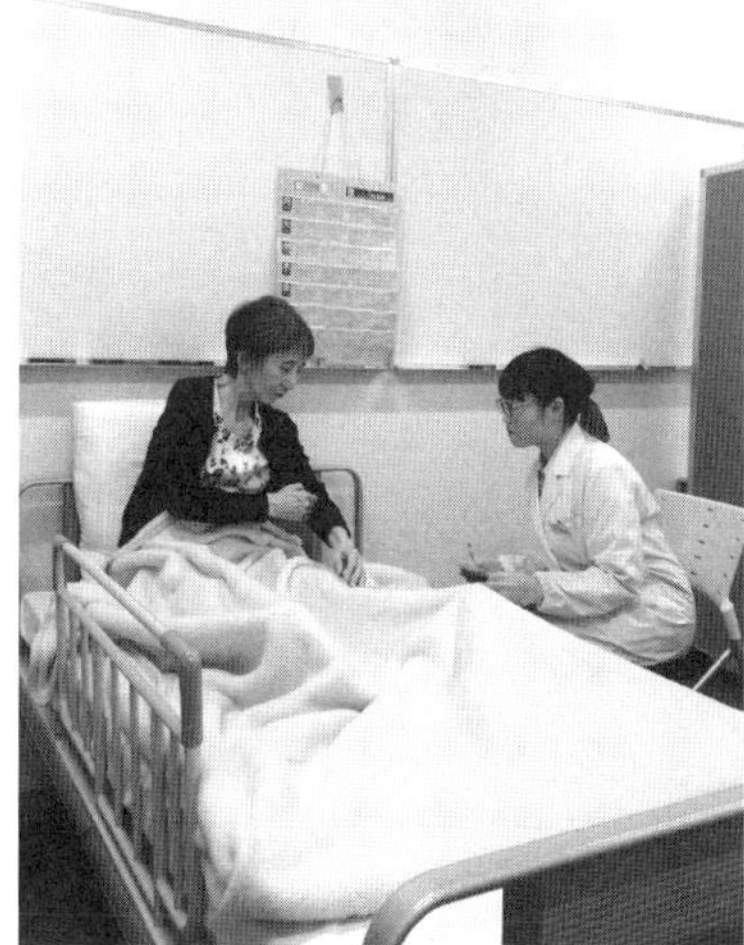

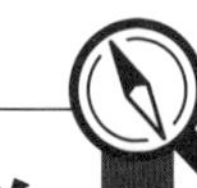

必要不可欠な知識を得て難関にチャレンジ！

薬剤師免許は更新なしで一生有効

薬剤師法第15条において「受験資格は6年制薬学課程を修めて卒業した者」に限定される。薬剤師国家試験に合格した後に厚生労働省に免許証の交付を申請し、薬剤師免許証が交付されて晴れて薬剤師を名乗れる。免許証には薬剤師登録番号が記載されており、厚生労働省の薬剤師登録リストに掲載され公開される。リストはウェブサイトで誰でも検索できる。薬剤師免許は医師や歯科医師と同様に原則的に一生有効であるが、不正を行えば行政処分で取り消される。また、身体状況で無効になる場合があり、目が見えないものは薬剤師にはなれない。聴覚障害は免許の取得を妨げない。

薬剤師国家試験の実施

薬剤師国家試験は年に1回、2月の下旬に全国9地区で2日間にわたり実施され、3月下旬に合格発表となる。

試験内容は、以下の345問からなるマークシート方式で出題される。

必須問題：薬学の全領域のうち、医療の担い手である薬剤師として特に必要不可欠な基本的資質を確認する出題区分90問。物理・化学・生物、衛生、薬理、薬剤、病態・薬物治療、法規・制度・倫理、実務。

一般問題（薬学理論問題）：薬剤師に必要な知識を中心に、技能・態度を含む薬学の理論に基づいて、薬剤師が直面する一般的課題を解釈・解決するための資質を確認する出題区分105問。

一般問題（薬学実践問題）：医療の実務において直面する一般的課題を解決するための基礎力、実践力および統合力を確認する出題区分150問。物理・化学・生物、衛生、薬理、薬剤、病態・薬物治療、法規・制度・倫理、実務。

試験科目、各科目の問題数、時間割りなど正確な情報は、厚生労働省のホームページにある「薬剤師国家試験」に掲載されている。

試験問題の作成は、医道審議会薬剤師分科会の下に設置された薬剤師国家試験出題基準改定部会において薬剤師国家試験出題基準が策定され、それに準拠して出題される。実際に問題を作成するのは毎年、厚生労働省が指名する薬剤師国家試験・試験委員（約80名）で構成される委員会で、委員名簿も公開されている。

試験に合格した者は厚生労働大臣より合格証書の交付を受け（薬剤師法施行令第11条）、薬剤師法第7条の規定により申請を行い、薬剤師名簿に登録することによって薬剤師の免許を厚生労働大臣より与えられる。

受験手続は、新卒見込み学生は、大学がまとめて申請する。既卒の学生は、出身大学に事前に連絡する必要がある。国家試験は不合格になっても何度でも受験することができる。国家試験の合格対策は、国家試験予備校などの講習会を実施するなどで、私立大学が軒並み上位を独占していたが、近年では、国公立大学が上位に目立つようになっている。

合格基準と合格率

毎年65％正解を目安に正解率と領域ごとの足きり点が設定される。足きり点とは、一つの領域でも足きり点に達しなかった場合、合計が合格ラインを超えていても不合格となる基準である。例年、厚生労働省にて合格者名簿が公開される。名簿は受験番号だけであり、

図表14 薬剤師国家試験合格率・合格者数推移（6年制国試以降）

	97回(2012)	98回(2013)	99回(2014)	100回(2015)	101回(2016)	102回(2017)	103回(2018)
受験者総数	9,785	11,288	12,019	14,316	14,949	13,243	13,579
合格者総数	8,641	8,929	7,312	9,044	11,488	9,479	9,584
6年制新卒合格者数	8,182	8,221	6,219	6,136	7,108	7,052	7,304
6年制既卒合格者数		605	1,003	2,794	4,201	2,295	2,151
その他合格者数	459	103	90	114	179	132	129
総数合格率	88.31%	79.10%	60.84%	63.17%	76.85%	71.58%	70.58%
6年制新卒合格率	95.33%	85.09%	70.49%	72.65%	86.24%	85.06%	84.87%
6年制既卒合格率		67.52%	39.85%	53.12%	67.92%	50.83%	47.00%
その他合格率	38.19%	14.09%	13.24%	18.69%	34.29%	30.21%	32.58%

氏名は発表されない。合格者には合格証が郵送される。

図表14は、６年制になってからの国家試験合格率の推移である。第１０４回薬剤師国家試験については、合格率は70・91%で、前回より０・33ポイント上昇(じょうしょう)した。合格者数は１万１９４人。１万人を上回ったのは第１０１回（２０１６年）以来である。

医師や看護師の国家試験合格率は常時90%を超(こ)えるが、それに比べると、薬剤師の合格率はやや低い。それを踏(ふ)まえ、日々学びをおろそかにしないことが重要なのである。

就職の実際

免許があることに安心せず自分のキャリアデザインを描く

薬剤師免許をもつ者として

薬剤師免許をもつ者は、「自己責任」を自覚するべきである。まず、調剤すると処方箋や記録に印鑑を押す。患者の命にかかわる医薬品の調剤という仕事に薬剤師として責任をもつ、ということである。そして、薬剤師には生涯学習の義務がある。薬局を多くかかえる企業のなかでも薬剤師向けの研修制度がしっかりしているところは人気があるが、本来はみずからの能力開発が求められる。

薬剤師免許証は一人ひとりに与えられるものであり、自分のキャリアを自分で切り開いていく気概が必要である。キャリアの考え方は、「その組織での出世」「専門薬剤師などへの認定」「生涯にわたって薬剤師として働き続ける」「経験を幅広く、厚く積んでいく」など人それぞれだろう。「キャリアアップ」という言葉があるが、本来はその人が自分らしく、納得できているかが重要なのである。

薬剤師は皆、つぎの三つのフィールドをもち、それぞれのフィールドを充実させることが望ましい。

1．病院、薬局など現場で薬物療法のスペシャリストとして仕事をする実務者となる

2．後進のために教育者となる

3．自分の分野での問題解決、研究を行える研究者となる

具体的には図表15を参照し、みずからにあてはめて就職先を考えてほしい。

薬学部でめざせる資格や職業

6年制薬学部を卒業すると、薬剤師国家試験受験資格のほかに、さまざまな資格取得の可能性がある。①薬剤師であれば取得できる資格、②取得に配慮がある資格、③薬学部を卒業すると取得できる資格、の順に紹介する。

①薬剤師であれば取得できる資格

薬局の管理者、医薬品の一般販売業の管理者、保険薬剤師、学校薬剤師、麻薬管理者、配置販売業区画責任者、医薬品製造販売業の総括製造販売責任者、医薬品製造業管理者、

図表15 薬剤師のフィールド

実務者に求められる能力の一部

能力の種類	内容
リーダーシップ	薬剤師としての役割と組織の方向性を理解し、ほかのメンバーへも影響を与えている。
コントロール	仕事の優先順次（緊急性と重要性）が適切につけられ、人にふり分け、高いレベルで達成できる。
顧客志向性	患者、来局者、医師、社内、社内の人間のニーズをつかみ、常に満たそうと努力する。
コミュニケーション	相手の気持ちをとらえ、よく話を聞き、交流できる。 自分の考えを適切に伝えることができる。
意思決定	問題解決のさいに情報を集め、分析判断して意思決定行動に移せる。

教育者として発揮すべきこと

エリア	内容
組織内	教育担当という役割を与えられずとも、相手の成長のためのサポートを考えながら行動する。
組織内	教育計画を立て、相手の現状レベルと目標を明確にしてプランニングし、ティーチングとコーチングを行う。
臨床実務実習	指導薬剤師の認定を受け、カリキュラムの方略の実施に取り組む。
臨床実務実習	学生の個別の理解度やレベルに応じ、教育方法を柔軟に構築しながら目標を達成する。
大学	機会をみつけて大学でのチューターや評価者の経験を積む。
大学	非常勤や兼務の講師として教育にたずさわる。

研究者としての発展

レベル	内容
ビギナー	実務のなかで生じた疑問に対して研究という形で答えを模索していこうと考え、取り組む。
ビギナー	雑誌や学術大会などで、興味をもったテーマがあり、自分も手がけてみようと計画、実施する。
アドバンス	定期的に発表する学会をもち、研究テーマを毎年発展させている。
アドバンス	大学の研究生や社会人大学院生となり、研究のサポートを受けながら取り組む。
マスター	原著の論文を定期的に発表していく。
マスター	その分野でのリーダーシップをとる。

検疫委員、労働衛生管理者。

②薬剤師であれば取得に配慮がある資格

作業環境測定士、介護支援専門員（ケアマネジャー）。

③薬学部を卒業すると取得できる資格

薬剤師国家試験受験資格、甲種危険物取扱受験資格、医薬部外品製造責任技術者、化粧品製造責任技術者、医療機器製造責任技術者、食品衛生管理者、環境衛生監視員、環境衛生指導員、麻薬取締官受験資格、薬事監視員、食品衛生監視員、毒物劇物取扱責任者。

どんな就職先があるのか

医師や看護師のほとんどが、国家試験合格後に医療機関に勤務するのに対し、薬科大学卒業者・薬剤師にはさまざまな進路がある。

1．薬局

6年制薬学部卒業生の就職先第1位である薬局。医薬分業が進むと同時にそのニーズも高まり、就職先として高い就職者数を保っている。仕事をするには薬剤師国家資格が必須である。ひと口に薬局といっても、保険薬局・ドラッグストアなど活躍の場があり、仕事内容は幅広い。

主な仕事内容は、調剤業務、医薬品管理、服薬指導、ＯＴＣ医薬品販売・管理、在宅療養患者への訪問などがある。

薬局では、処方箋に基づいて、調剤・監査・服薬指導・記録という流れにとどまらず、地域生活者の病気の予防や、重症化を防ぐ日常生活、健康食品のアドバイスや相談に乗ることも望まれている。かかりつけ薬剤師制度があり、自分の患者には24時間相談対応を行うことも望まれている。また、地域のケアマネジャーや医師、看護師など多職種連携が必須であり、これからの時代、地域包括ケアの一つの柱を担う存在である。

現在は多くのドラッグストアが保険調剤を行っているが、保険調剤を行わないドラッグストアでは、ＯＴＣ医薬品の販売・管理を主とする。医師の処方箋によらない医薬品の販売を一手に引き受けており、より生活者の立場になった相談応需、薬学的知識と最新の情報に基づく助言・販売が求められる。

2．病院・診療所薬局

病院・診療所での主な仕事内容は、調剤業務、医薬品管理、入院患者への服薬指導、注射業務、製剤、ＤＩ（ドラッグインフォメーション）業務など多岐にわたり、なくてはならない存在だ。

昔は病院の薬剤部内での調剤業務が中心であったが、近年、病棟での服薬指導、高カロリー輸液（ＴＰＮ）療法、がん患者の化学療法の無菌製剤など、他職種スタッフとの連携のもと、薬局外でも活躍している。薬局同様、国家資格が必須である。

また、病院薬剤師は専門性をもち、がんを始めとするさまざまな専門薬剤師制度に合格し、積極的に治療へかかわる薬剤師が年々増えている。病棟はもちろん、救急救命室に常駐し、医師の診察を受ける前に薬剤師外来で患者の副作用発現を早期発見するなど、薬があるところにはすべて薬剤師が責任をもって仕事をする姿が見られるのだ。

3. 製薬会社

製薬会社も人気の就職先の一つである。

主に、ＭＲ（医薬情報担当者）、臨床開発職、マーケティング担当者として活躍の場がある。

製薬会社は、他学部からの就職者もおり、薬剤師国家資格がなくても就職可能である。

ＭＲの仕事は、医療機関への情報提供が主となる。病院、診療所や薬局を訪問し、情報提供を通して、医薬品の適正使用に尽力する。医薬品を通じて、より多くの専門分野の人たちと接することができる。広い知識と行動力が必要とされる。

臨床開発では、人間にとって効き目があるのか、安全性を確かめ、臨床試験をコーディネートする。

4. 治験受託企業

CRO（Contract Research Organization：医薬品開発業務受託機関。製薬メーカーが行う医薬品開発のさまざまな業務を受託する組織）、SMO（Site Management Organization：治験施設支援機関。治験実施施設〈医療機関〉と契約し治験業務を支援する組織）で医薬品の新規開発のための臨床試験にかかわる仕事である。ここで働く治験コーディネーター（CRC）は、薬剤師以外の看護師などもなることができる。

5. 卸売販売業

卸売販売業に勤務し、病院、薬局など医療機関への医薬品の販売、保管管理を行う。医薬品の流通面からサポートする仕事である。医薬部外品製造責任技術者、医療機器製造責任技術者などの資格が役立つ。

6. 衛生行政

県や市の行政機関において、薬事法、食品衛生法、感染症法に基づいて、医薬品だけでなく、麻薬や毒物などの取り締まりや行政指導を行い、医療・衛生の向上に従事する。薬事監視委員、食品衛生管理者などの資格が役立つ。

7. 学校薬剤師

あまり知られていないが、児童生徒の健やかな成長と健康のために学校薬剤師としての仕事がある。地域各種学校に出向き、飲料水などの環境衛生検査が主な仕事である。環境衛生監視委員、食品衛生管理者の資格が役立つ。ただし、専任ではなく、地域薬局の薬剤師が行政などから委託されて非常勤としてかかわる。

8．病院研修生

薬剤師資格取得後、病院に研修生として勤務しながら、専門知識を臨床の場で学ぶ。

9．進学

大学院に進学し、より薬学的知識の専門性を高め、研究を行う。

10．介護支援相談員（ケアマネジャー）

資格取得に配慮があり、合格すれば、ケアプランの作成など介護の面から患者をサポートすることが可能である。

卒業後の進路

6年制の薬科大学・薬学部卒業生の実際の就職先を見ていこう。２０１８年3月の卒業生のうち、薬局に就職するものが36・３%とトップである。つぎに22・２%が病院に就職している。ドラッグストアなど一般販売業は９・０%、製薬会社の開発・学術は４・０%、医薬情報担当者（ＭＲ）は３・２%。衛生行政に就いた学生は２・２%であった。

国公立と私立薬学部、また私立薬学部間でも若干就職先の割合は異なる。

薬学6年制が始まる前までは、国公立薬学部出身者の大学院進学率が非常に高かった。現在国公立薬学部は、4年制と6年制の両方があり、薬剤師国家試験の受験資格がない4年制の薬科学部の大学院進学率は90％以上と非常に高い。一方6年制の薬学部卒業者は病院・薬局の就職が半数以上を占めるようになった。私立大学になると、薬局・ドラッグストアに就職する割合は60％を超える。病院が20％台となり、企業は10パーセント程度となっている。

大学院進学について

6年制薬学部の先にある大学院薬学研究科は、4年制の薬学研究科博士コースとなり、単位を取得し、博士論文を書いて、博士（薬学）を取得する道に進

図表16 私立6年制薬学部卒業生の就職先

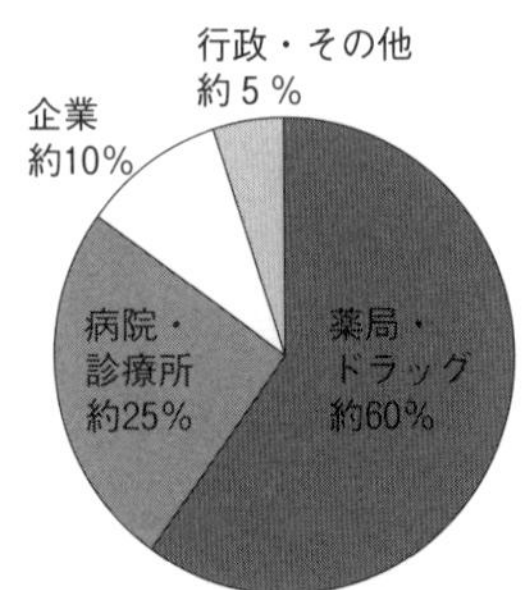

■ 薬局・ドラッグ　■ 病院・診療所　□ 企業　■ 行政・その他

（複数の大学データからのまとめ。大学によってこのグラフとの相違はあります）

むことになる。学部卒業後にそのまま進むと合計10年間の学生生活となることもあり、薬学４年制から修士課程２年制への進学率に比べるときわめて人数が少ない。私立大学薬学部６年制の２０１８年度卒業生での進学率は男性２・７％、女性０・７％である。

むしろ、卒業して薬剤師として仕事をしているなかで抽出された問題を、社会人学生として大学院で研究して修めることをイメージしてもいいだろう。ただし、社会人大学院生は、研究と仕事の両立を求められるので、かなりハードである。４年間で数本の論文（大学院によって論文の本数やレベルの基準が異なり、英語の論文でなければいけないところもある）を学会誌に投稿し、審査を経て掲載された論文をさらに、博士論文としてまとめ、プレゼンテーションも含め博士資格審査に合格して晴れて博士の

図表17　国公立６年制薬学部卒業生の就職先

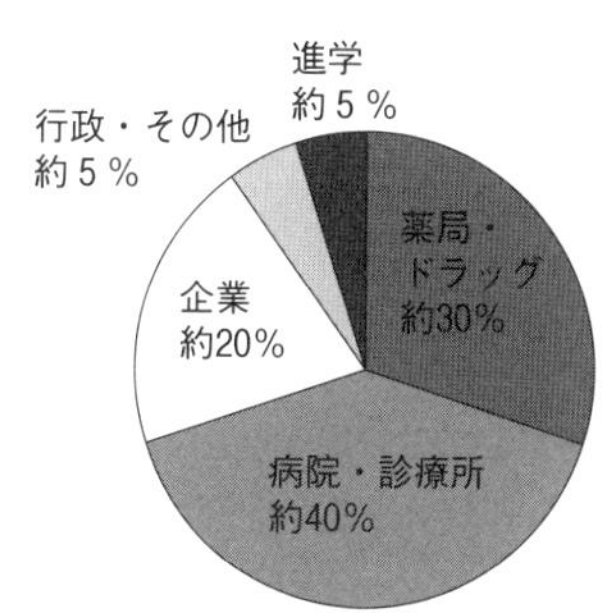

■薬局・ドラッグ　■病院・診療所　□企業　□行政・その他　■進学

（複数の大学データからのまとめ。大学によってこのグラフとの相違はあります）

称号を得ることができる。努力が必要であるが、将来大学教員をめざしたり、大きな病院での管理職をめざしている人は、チャレンジする価値があるだろう。

ところで、薬剤師にならないコースである4年制の薬科学部の学生は、国公立を中心として多くが大学院へ進学し、研究を深める。

6年制の薬学部卒業生のなかで、研究者への道を考える者は、大学院では4年制の薬学研究科ではなく、2年制の他学部の博士前期課程（修士課程）へ進み、その後3年制の博士後期課程で研究を深めていく道もある。

薬系大学院を修了した後の就職先であるが、2年制の修士課程を修了したもの1022名のうち、36・9％が製薬企業の研究開発職に就いている。つぎに化学・食品会社に15・4％が就職*している。

さらに博士課程に進学する者が19・1％、官公庁が1％ほどであり、残りはさまざまな職業についている。また、博士課程を修了した172名のうち、製薬会社の研究開発職に36・6％、化学・食品会社に12・7％がついている。特徴的なのは30・2％が教育・研究職、おそらく大学教員になっていることからも、大学教員や研究開発職に就くには、大学院へ進学することは必須と考えるべきであろう。特に大学教員を希望するのであれば、博士号の取得をめざすことが必要である。

＊「(社) 薬学教育協議会平成31年3月就職動向調査」より

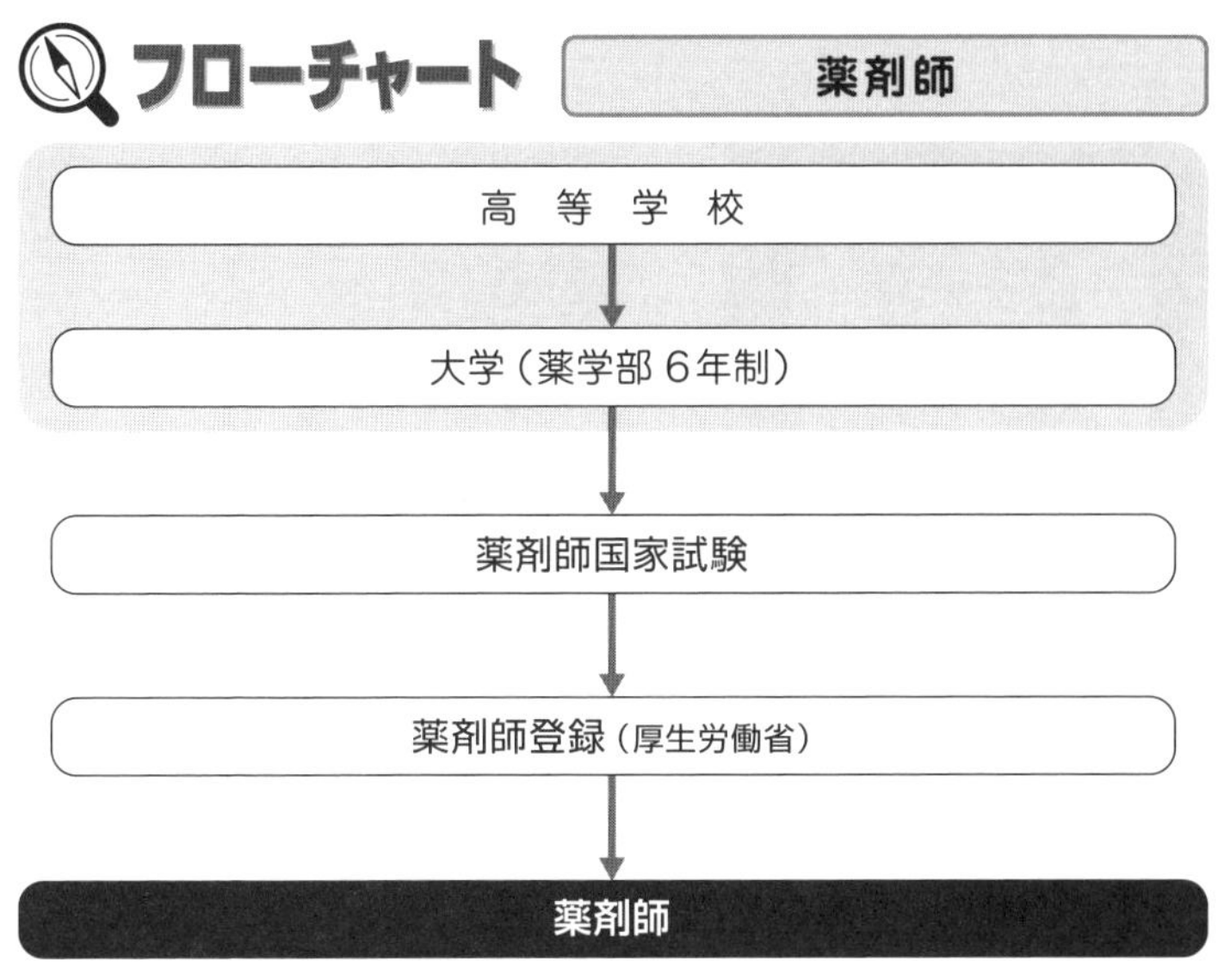
フローチャート
薬剤師
高　等　学　校
大学（薬学部 6年制）
薬剤師国家試験
薬剤師登録（厚生労働省）
薬剤師

なるにはブックガイド

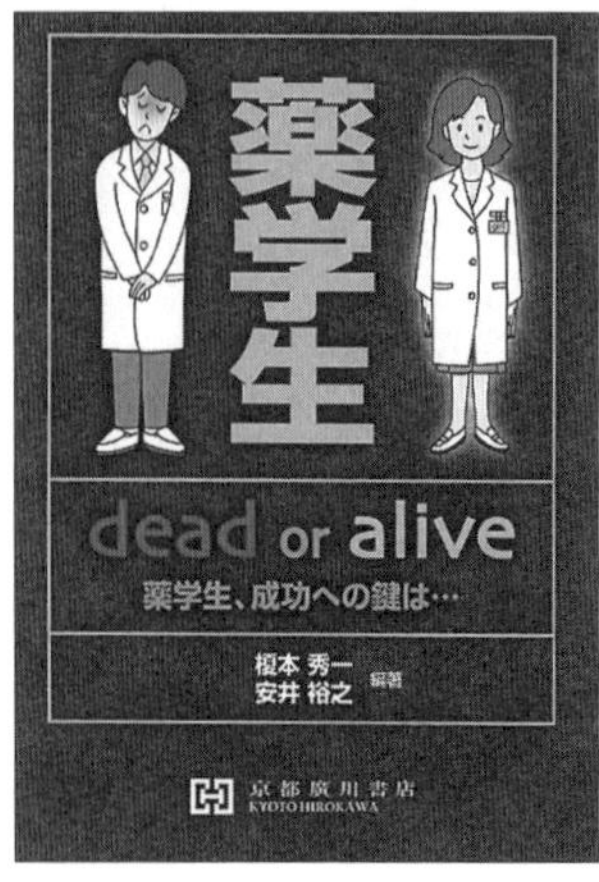

『薬学生 dead or alive』
榎本秀一、安井裕之編著
京都廣川書店

薬学生に対し、薬学部に入って安穏としてはいけないという、かなり厳しいことが記載されている。薬学の歴史や研究に関することもあり、身を引き締めるという効果は大きい。

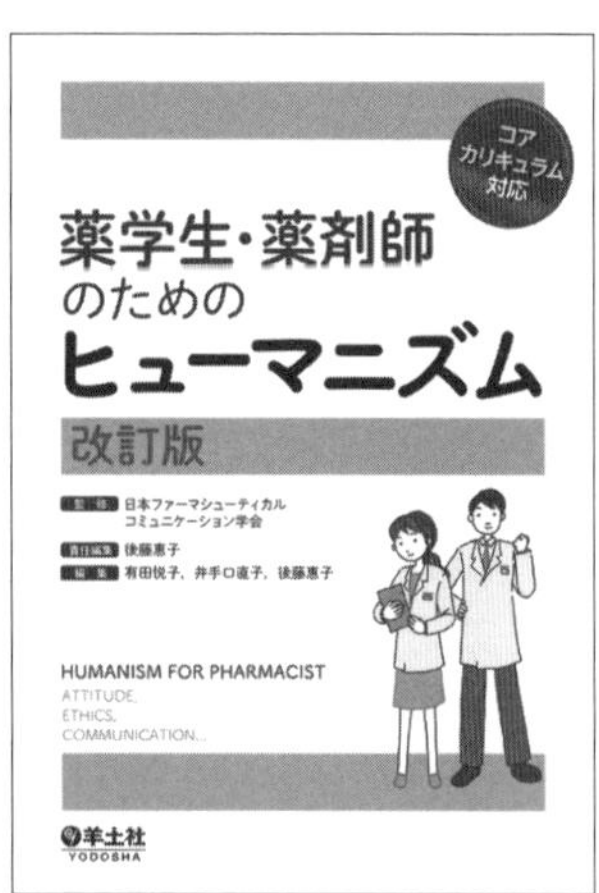

『薬学生・薬剤師のためのヒューマニズム 改訂版』
日本ファーマシューティカル
コミュニケーション学会監修
後藤惠子責任編集
有田悦子、井手口直子編集
羊土社

薬剤師としてもっていなければならないヒューマニズム、コミュニケーション能力について、実際的な課題で考える書籍。薬学部で教科書としても使われている。

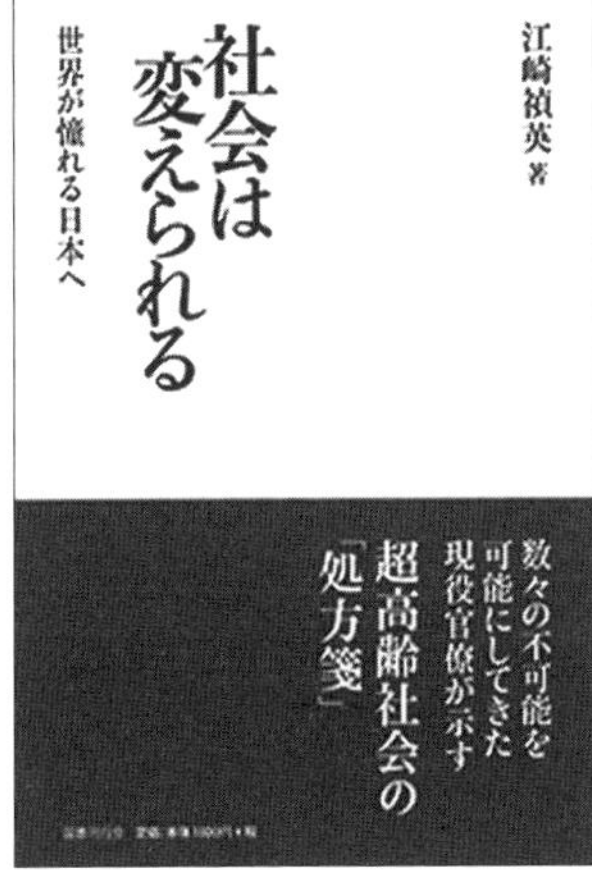

『社会は変えられる』
江崎禎英著
国書刊行会

経済産業省、厚生労働省、内閣府をかけもちして活躍する「スーパー官僚」が超高齢社会日本の医療の在り方についてのイノベーションをわかりやすく示す。「高齢化は対策しない」という言葉とともに、すべての世代の新しい支え方を解いた本。

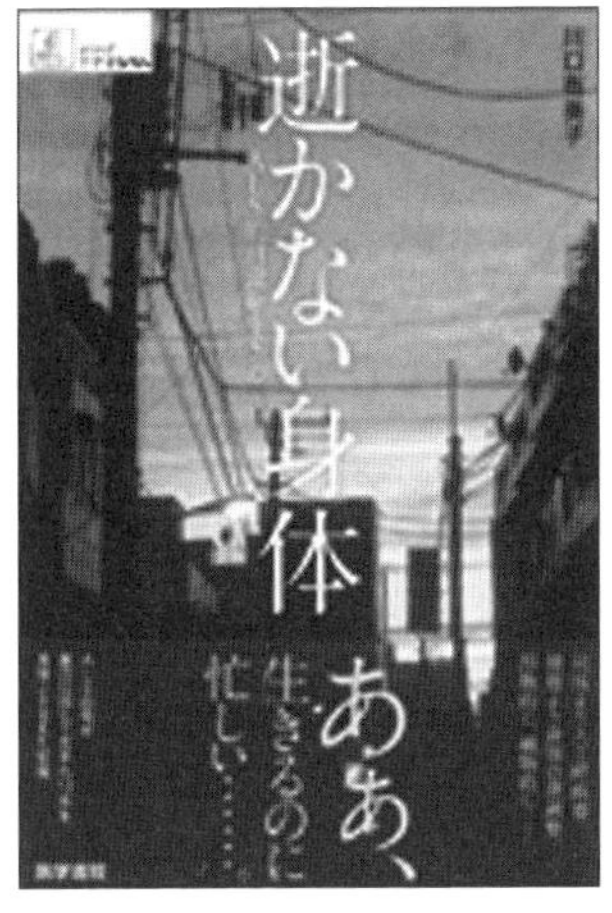

『逝かない身体』
川口有美子著
医学書院

治らない神経難病である筋萎縮性側索硬化症（ALS）の母を看取ったノンフィクション。難病ケア、患者の尊厳、生きる意味についてを等身大で描く。神経難病患者は在宅訪問時に薬剤師とも多く接点をもつ。薬剤師をめざす人にとっても多くの学びが得られる。大宅ノンフィクション賞受賞作。

職業MAP! 興味があるのはどの仕事?

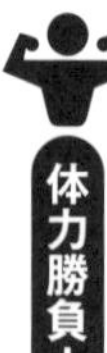

体力勝負!

身体を活かす

海上保安官　自衛官
警察官
消防官
宅配便ドライバー
救急救命士
警備員
照明スタッフ
イベントプロデューサー
音響スタッフ

地球の外で働く

宇宙飛行士

ビルメンテナンススタッフ
飼育員
動物看護師
ホテルマン

乗り物にかかわる

船長　機関長　航海士
トラック運転手　パイロット
タクシー運転手　客室乗務員
バス運転士　グランドスタッフ
バスガイド　鉄道員

子どもにかかわる

学童保育指導員
保育士
幼稚園教師
小学校教師　中学校教師
高校教師

人を支える

言語聴覚士
栄養士
視能訓練士　歯科衛生士
特別支援学校教師
手話通訳士
養護教諭
臨床検査技師　臨床工学技士
介護福祉士
ホームヘルパー
診療放射線技師
スクールカウンセラー　ケアマネジャー
理学療法士　作業療法士
臨床心理士
保健師
助産師　看護師
児童福祉司　社会福祉士
歯科技工士　薬剤師
精神保健福祉士　義肢装具士

日本や世界で働く

銀行員
地方公務員　国連スタッフ
小児科医
国家公務員
獣医師　歯科医師
国際公務員
医師

スポーツ選手 登山ガイド 漁師 農業者
冒険家
自然保護レンジャー
青年海外協力隊員
観光ガイド

アウトドアで働く

芸をみがく

ダンサー スタントマン
俳優 声優
お笑いタレント

映画監督
クラウン
マンガ家
カメラマン
フォトグラファー
ミュージシャン

笑顔で接客する

料理人 販売員
パン屋さん
ブライダルコーディネーター
カフェオーナー
美容師
パティシエ バリスタ
理容師
ショコラティエ
花屋さん ネイリスト

犬の訓練士
ドッグトレーナー
トリマー

自動車整備士
エンジニア

葬儀社スタッフ
納棺師

和楽器奏者

個性重視!

気象予報士

伝統をうけつぐ

花火職人
舞妓
ガラス職人
和菓子職人
畳職人
和裁士

イラストレーター **デザイナー**
おもちゃクリエータ

書店員

人に伝える

塾講師
日本語教師 ライター
絵本作家 アナウンサー
編集者 ジャーナリスト
翻訳家 作家 通訳

政治家
音楽家
宗教家
環境技術者

NPOスタッフ
司書
学芸員
秘書

ひらめきを駆使する

建築家 社会起業家
学術研究者
理系学術研究者

外交官

法律を活かす

行政書士 **弁護士**
司法書士 **検察官**
公認会計士 **裁判官**
税理士

知力を活かす!

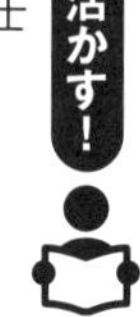

［編著者紹介］

井手口直子（いでぐち なおこ）

1963年岡山県生まれ。薬剤師。博士（薬学）。帝京平成大学薬学部教授。同大学院薬学研究科教授。帝京大学薬学部卒業。薬剤師として勤務後、独立して㈱新医療総合研究所を設立。日本大学専任講師、帝京平成大学准教授を経て、2010年より現職。著書多数。「井手口直子のメディカルカフェ」ラジオNIKKEIパーソナリティ。

執筆協力　南部恵子

薬剤師（やくざいし）になるには

2020年 2月10日　初版第1刷発行
2020年 9月25日　初版第2刷発行

編著者　井手口直子
発行者　廣嶋武人
発行所　株式会社ぺりかん社
〒113-0033　東京都文京区本郷1-28-36
TEL 03-3814-8515（営業）
03-3814-8732（編集）
http://www.perikansha.co.jp/
印刷所　株式会社太平印刷社
製本所　鶴亀製本株式会社

ISBN978-4-8315-1557-5　Printed in Japan

＊「なるには BOOKS」シリーズは重版の際、最新の情報をもとに、データを更新しています。

【なるにはBOOKS】

税別価格 1170円〜1600円

1——パイロット
2——客室乗務員
3——ファッションデザイナー
4——冒険家
5——美容師・理容師
6——アナウンサー
7——マンガ家
8——船長・機関長
9——映画監督
10——通訳者・通訳ガイド
11——グラフィックデザイナー
12——医師
13——看護師
14——料理人
15——俳優
16——保育士
17——ジャーナリスト
18——エンジニア
19——司書
20——国家公務員
21——弁護士
22——工芸家
23——外交官
24——コンピュータ技術者
25——自動車整備士
26——鉄道員
27——学術研究者(人文・社会科学系)
28——公認会計士
29——小学校教師
30——音楽家
31——フォトグラファー
32——建築技術者
33——作家
34——管理栄養士・栄養士
35——販売員・ファッションアドバイザー
36——政治家
37——環境スペシャリスト
38——印刷技術者
39——美術家
40——弁理士
41——編集者
42——陶芸家
43——秘書
44——商社マン
45——漁師
46——農業者
47——歯科衛生士・歯科技工士
48——警察官
49——伝統芸能家
50——鍼灸師・マッサージ師
51——青年海外協力隊員
52——広告マン
53——声優
54——スタイリスト
55——不動産鑑定士・宅地建物取引主任者
56——幼稚園教諭
57——ツアーコンダクター
58——薬剤師
59——インテリアコーディネーター
60——スポーツインストラクター
61——社会福祉士・精神保健福祉士
62——中小企業診断士
63——社会保険労務士
64——旅行業務取扱管理者
65——地方公務員
66——特別支援学校教諭
67——理学療法士
68——獣医師
69——インダストリアルデザイナー
70——グリーンコーディネーター
71——映像技術者
72——棋士
73——自然保護レンジャー
74——力士
75——宗教家
76——CGクリエータ
77——サイエンティスト
78——イベントプロデューサー
79——パン屋さん
80——翻訳家
81——臨床心理士
82——モデル
83——国際公務員
84——日本語教師
85——落語家
86——歯科医師
87——ホテルマン
88——消防官
89——中学校・高校教師
90——動物看護師
91——ドッグトレーナー・犬の訓練士
92——動物園飼育員・水族館飼育員
93——フードコーディネーター
94——シナリオライター・放送作家
95——ソムリエ・バーテンダー
96——お笑いタレント
97——作業療法士
98——通関士
99——杜氏
100——介護福祉士
101——ゲームクリエータ
102——マルチメディアクリエータ
103——ウェブクリエータ
104——花屋さん
105——保健師・養護教諭
106——税理士
107——司法書士
108——行政書士
109——宇宙飛行士
110——学芸員
111——アニメクリエータ
112——臨床検査技師
113——言語聴覚士
114——自衛官
115——ダンサー
116——ジョッキー・調教師
117——プロゴルファー
118——カフェオーナー・カフェスタッフ・バリスタ
119——イラストレーター
120——プロサッカー選手
121——海上保安官
122——競輪選手
123——建築家
124——おもちゃクリエータ
125——音響技術者
126——ロボット技術者
127——ブライダルコーディネーター
128——ミュージシャン
129——ケアマネジャー
130——検察官
131——レーシングドライバー
132——裁判官
133——プロ野球選手
134——パティシエ
135——ライター
136——トリマー
137——ネイリスト
138——社会起業家
139——絵本作家
140——銀行員
141——警備員・セキュリティスタッフ
142——観光ガイド
143——理系学術研究者
144——気象予報士・予報官
145——ビルメンテナンススタッフ
146——義肢装具士
147——助産師
148——グランドスタッフ
149——診療放射線技師
150——視能訓練士
151——バイオ技術者・研究者
152——救急救命士
153——臨床工学技士
154——講談師・浪曲師
155——AIエンジニア

補巻21 医薬品業界で働く
補巻22 スポーツで働く
補巻23 証券・保険業界で働く
補巻24 福祉業界で働く
補巻25 教育業界で働く
補巻26 ゲーム業界で働く
別巻 中高生からの選挙入門
別巻 小中高生におすすめの本300
別巻 学校図書館はカラフルな学びの場
別巻 東京物語散歩100
別巻 学校司書と学ぶレポート・論文作成ガイド
別巻 ミュージアムを知ろう
別巻 もっとある!小中高生におすすめの本220
学部調べ 看護学部・保健医療学部
学部調べ 理学部・理工学部
学部調べ 社会学部・観光学部
学部調べ 文学部
学部調べ 工学部
学部調べ 法学部
学部調べ 教育学部
学部調べ 医学部
学部調べ 経営学部・商学部
学部調べ 獣医学部
学部調べ 栄養学部
学部調べ 外国語学部
学部調べ 環境学部
学部調べ 教養学部
学部調べ 薬学部

※一部品切・改訂中です。　2020.07.